看病如此轻松

一册通晓医疗"网事"

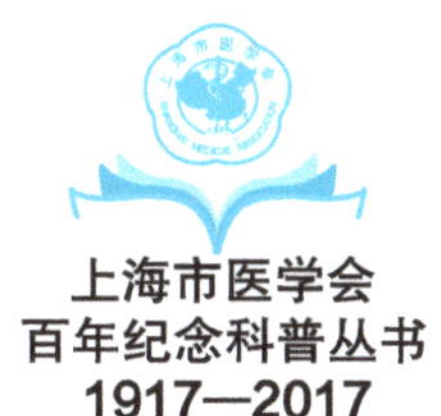

上海市医学会
百年纪念科普丛书
1917—2017

上海市医学会
上海市医学会互联网医疗专科分会 组编

上海科学技术出版社

图书在版编目(CIP)数据

看病如此轻松·一册通晓医疗"网事"/上海市医学会,上海市医学会互联网医疗专科分会组编.
—上海:上海科学技术出版社,2018.3
(上海市医学会百年纪念科普丛书)
ISBN 978-7-5478-3927-0

Ⅰ.①看… Ⅱ.①上…②上… Ⅲ.①互联网络—应用—医疗保健—中国 Ⅳ.①R199.2-39

中国版本图书馆 CIP 数据核字(2018)第 035627 号

看病如此轻松
一册通晓医疗"网事"
上海市医学会
上海市医学会互联网医疗专科分会　组编

上海世纪出版(集团)有限公司
上海科学技术出版社　出版、发行
(上海钦州南路 71 号　邮政编码 200235　www.sstp.cn)

字数: 230 千　　　　印张 15
2018 年 3 月第 1 版　2018 年 3 月第 1 次印刷
ISBN 978-7-5478-3927-0/R·1574
定价: 30.00 元

内容提要

看病难——挂号难、住院难；候诊 3 小时、看病 3 分钟；排队付费烦、等取报告烦；异地就诊长途跋涉难、家人陪伴苦、住宿用餐贵……殊不知，这些人人视为畏途的就医场景随着互联网时代的到来，很快会成为历史。今天，已经有很多人率先"触网"，尝到了互联网医疗给就医带来的便利。

身处偏远地区，想要得到权威专家的诊断意见和治疗方案，不用盲目奔赴"北、上、广"，远程视频门诊可以实现与专家的面对面交流。

挂不上号，再也不用凌晨去排队，只要打开手机应用软件，动动手指就可以轻松解决；付费窗口队伍那么长，也不用去凑热闹，同样只要点击应用软件，一键完成线上支付。

就诊时再也不用背着一大包病历、生化和影像检查报告，到头来最重要的那张却翻不到。只要带上一张小小的智能健康卡，通过二维码扫描就可让医生读到所有的病史资料。

借助互联网，我们还可以和家庭医生成为"好友"，随时随地上传居家血糖、血压、心电图等自检结果，获得即时监测，以及必要时及时的上级会诊和转诊、住院、手术预约。

如果你还没有尝试过这些新鲜医疗"网事"，赶紧读这本书。特别要看"达人教程"篇，互联网医疗领域的专家们手把手教你怎样下载软件、怎样寻找适合自己的健康公众号或移动课堂、怎样操作远程会诊和监测、怎样和门诊大厅里那个"无所不知"的机器人对话……

看病从此如此轻松，让我们拥抱智能健康时代吧！

本书编委会

主　　编：于广军

副 主 编：张智若　郑西川　宋元林

编　　委：（按姓氏笔画排序）

丁　罡　朱　福　李　颖　余　波　张　韬

陈尔真　范慧敏　金庆辉　赵列宾　夏洪斌

翁思跃　高春辉　谢　红　阙　挺　缪晓辉

秘 书 组：（按姓氏笔画排序）

马诗诗　陈　霆　陈翠翠　罗梦云　徐　刚

董媛媛

参编人员：（按姓氏笔画排序）

于　萍　于学伟　马诗诗　田　丹　兰　琴

冯建刚　阮　彤　李亮亮　吴　宏　余伟晟

余　晨　沈南平　张　冬　张　汉　张　伟

张　昆　张明延　杨达伟　陈　岚　陈　霆

周　顺　周志文　郑　亮　柏志安　俞荣强

姚箴毅　袁加俊　贾师捷　殷　勇　陶若杰

符　鸣　韩　晖　舒　凌　潘　铮

总　序

上海市医学会成立于 1917 年 4 月 2 日，迄今已有 100 年的悠久历史。成立之初以"中华医学会上海支会"命名，1932 年改称"中华医学会上海分会"，1991年正式更名为"上海市医学会"并沿用至今。

百年风雨，世纪沧桑，从成立之初仅 13 人的医学社团组织，发展至今已拥有288 家单位会员、22 000 余名个人会员，设有 92 个专科分会和 4 个工作委员会，成为社会信誉高、发展能力强、服务水平好、内部管理规范的现代科技社团，荣获上海市社团局"5A 级社会组织"、上海市科协"五星级学会"。

穿越百年历史长河，上海市医学会始终凝聚着全市广大医学科技工作者，充分发挥人才荟萃、智力密集、信息畅通、科技创新的优势，在每一个特定的历史时期，在每一次突发的公共卫生事件应急救援中，均很好地体现了学会的引领带动作用。近年来，在"凝聚、开放、服务、创新"精神的指引下，学会不忘初心，与时俱进，取得了骄人的成绩。

2016 年，习近平总书记在"全国卫生与健康大会"上发表重要讲话，指出"没有全民健康就没有全面小康"，强调把人民健康放在优先发展的战略地位。中共中央、国务院印发的《"健康中国 2030"规划纲要》明确了"共建共享、全民健康"是建设健康中国的战略主题，要求"普及健康生活、加强健康教育、提高全民健康素养"，要推进全民健康生活方式行动，要建立健全健康促进与教育体系，提高健康教育服务能力，普及健康科学知识等。上海市医学会秉承健康科普教育的优良传统，认真践行社会责任，组织动员广大医学专家积极投身医学科普创作与宣传教育。

近年来，学会重点推出了"健康方向盘"系列科普活动、"架起彩虹桥"系列医教帮扶活动和"上海市青年医学科普能力大赛"三项科普品牌。通过科普讲座、咨询义诊、广播影视媒体宣传以及推送科普文章或出版科普读物等多形式、多渠道，把最前沿的医学知识转化成普通百姓健康需求的科普知识，社会反响良好。配合学会百年华诞纪念活动，其间重点推出了百场科普巡讲活动和百位名医科普咨询活动。上海市医学会以其卓有成效的科普宣教工作受到社会各界好评，荣获上海市科委颁发的"上海科普教育创新奖-科普贡献奖（组织）二等奖"、中华医学会"优秀医学科普单位"和"全国青年医学科普能力大赛优秀组织奖"，成为上海市科协"推进公民科学素质"百家示范单位之一。

为纪念上海市医学会成立 100 周年，同时将《"健康中国 2030"规划纲要》精神进一步落到实处，我们集中上海医学界的学术领袖和科普精英编著出版这套科普丛书，为大众提供系统的医学科普知识以及权威的疾病防治指南，为"共建共享、全民健康"的健康中国建设添砖加瓦。在这套丛书里，读者既可以"读经典"——呈现《再造"中国手"》等丰碑之作，重温医学大家叱咤医坛的光辉岁月，也可以"问名医"——每本书约有 100 名当代名医答疑解惑，解决现实中的医疗健康困扰。既可以通过《全科医生，你家的朋友》佳作，找到你的家庭医生，切实地感受国家医疗体制改革的努力给大众带来的健康保障；也可以领略《从"削足适履"到"量身定制"——医学 3D 打印技术》《手术治疗糖尿病的疗效如何》等医学前沿信息，感受现代医学科技进步带来的福音。

经典丰满的内容，来源于团结奋进、齐心协力的编写团队。这套丛书涉及上海市医学会所属的 50 余个专科分会，编委达 2 000 余名，参与编写者近 5 000 人，堪称上海市医学会史上规模最大的一次集体科普创作。我相信，每一位参与科普丛书的编写者都将为在这场百年盛典中留下手迹，并将这些健康科普知识传播给社会大众而引以为荣。

在此，我谨代表上海市医学会，向所有积极参与学会科普丛书编著的专科分会编委会及学会工作人员，向关注并携手致力于医学科普事业发展的上海科学技术出版社表示衷心的感谢！

源梦百年、聚力同行，传承不朽、再铸辉煌。愿上海市医学会薪火不熄，祝万千家庭健康幸福！

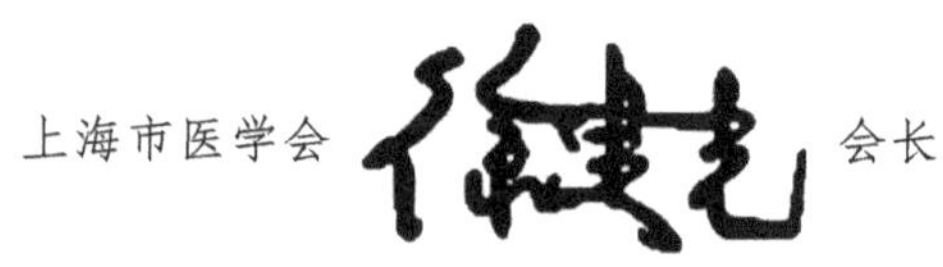

上海市医学会　　　　　　会长

2017 年 5 月

序 言

　　"互联网医疗"，虽然是近几年才进入大众视野的词汇，但其在极短时间内得到了迅猛发展，更被业内普遍认为具有广阔的发展前景。正是基于此，上海市医学会互联网医疗专科分会于 2016 年底应运而生。我曾长期负责全国卫生信息化管理工作，对于该分会的成立及其成立以来的各项工作，一直是密切关注和充满期望。

　　目前，绝大部分介绍互联网医疗的书籍都充斥着互联网或计算机专业词汇，让普通老百姓觉得高不可攀。然而，《看病如此轻松　一册通晓医疗"网事"》这本书，以通俗易懂的语言，对与老百姓生活密切相关的互联网医疗进行了详细的解读，真正将"高大上"的互联网医疗知识写得"老妪能解"；与此同时，又不乏专业性。因而，我欣然为此书作序，同时也借此机会表达一下我对中国当代互联网医疗发展的看法。

　　近年来，在党和国家有关部门的大力支持下，我国医疗卫生机构信息化基础建设已经取得了突出的成绩，在全国范围内建成了以健康档案为基础的区域卫生信息平台和以电子病历为核心的医院信息平台。这不仅方便了老百姓的就医，更提高了医院的工作效率和促进了区域医疗的协同。在此基础上，智能化、智慧化的医疗技术，如具有传感技术的可穿戴设备，正逐步成为该领域发展的主流。除此之外，物联网技术的发展为跨区域之间的互联互通提供了条件，而云技术和大数据的开发和应用，正把数据转化为资源创造出其最大价值。因而，互联网医疗对我国医药卫生体制的深入改革提供了强有力的支撑。

　　与此同时，互联网医疗对世界上任何国家而言都属新生事物，我国互联网医疗行业的发展更是如此。因而，我国互联网医疗更为科学、更为规范的发展，必然存在不少挑战。但我相信，正是由于我们有一批该领域的先行者，尤其是于广军主任委员和本书的编写者们，努力在互联网医疗领域进行锐意探索和实践，我国互联网医疗一定将迎来灿烂的春天。

中华医学会副会长兼秘书长

饶克勤

2017 年 11 月

前 言

2014 年，互联网医疗初露锋芒；2015 年，国家提出"互联网＋"战略，"互联网＋医疗"站上风口；2016 年，网络医院、云医院、互联网医院崛起，大数据开始布局；2017 年，人工智能强势来袭……互联网医疗正在快速成长，且已经形成一种新型医疗健康服务业态，融入医疗保健的每个环节。互联网是这个时代的标志，新概念、新思维、新技术、新服务不断涌现，让人目不暇接，如何让互联网医疗更好地"照进"现实，更好地惠及民生，科普成为一个重要的途径。2016 年 12 月，上海市医学会互联网医疗专科分会成立，成为医学会第 91 个分会，当仁不让地承担了互联网医疗科普的责任与使命。值此上海市医学会百年纪念之际，各位会员齐心协力，在半年的时间里加班加点积极撰写文稿，力图通过宣传互联网医疗的最新服务，让更多人享受时代的成果。

本书定位科普，目标读者是普通大众，旨在介绍互联网医疗环境下预约挂号、就医用药、医患沟通、医务人员工作辅助、患者自我健康管理等典型医疗保健场景产生的变革，以期大众更好地适应"互联网＋"潮流、应用新科技，改善医疗健康服务。

全书共分为六个篇章，分为远程医疗、互联网医院、移动医疗、医疗大数据、医疗物联网、人工智能六大主题。每一章的"概念概况"介绍了六大主题的概念、国内外历史沿革及发展现状与趋势；每一章的"新奇网事"和"达人教程"展示了相关的案例与实际操作，希望读者通过故事型场景案例与实际操作流程截图更生动、具体地认识互联网医疗。全书编写注重理论联系案例和读者实际操作能力的培养，力求读者能对互联网医疗的背景、现状有总体的认知并能进行基本的操作应用。本书写作注重系统性、科学性与科普性，在内容取舍、案例选择、实操演示等方面注意结合现今及未来一段时期内公众的健康需求，语言表述平实，便于大众理解与操作。

　　在本书付梓之际,感谢编委会的每位成员及提供案例的作者们在繁忙工作之余加班加点,是你们的辛勤努力成就了本书的出版。

　　最后,衷心感谢阅读本书的读者,相信不久的将来,互联网医疗将在每个家庭的健康保障中得到全方位应用。愿我们更好地利用互联网医疗,让浪漫照进现实,让创新改变未来,让生活更加美好!

上海交通大学附属儿童医院院长

上海市医学会互联网医疗专科分会主任委员

于广军

2017 年 12 月

<h1 style="text-align:center">目 录</h1>

CHAPTER THREE
移动医疗

3

CHAPTER FOUR
医疗大数据

4

CHAPTER FIVE
医疗物联网

5

CHAPTER SIX
人工智能

6

CHAPTER ONE

远程医疗

扫|盲|篇：|概|念|概|况|

一、远在天边却近在眼前的远程医疗

远程医疗是指利用计算机信息技术、通信技术以及互联网技术，结合临床医疗服务，旨在提高临床医疗诊断水平，降低医疗成本，满足广大人民群众健康需求的全新的医疗服务活动。其特点是跨越了空间障碍，提供非现场的医疗服务。

远程医疗技术已经从最初的电视监护、电话远程诊断发展到利用高速网络进行数字、图像、语音的综合传输，并且实现了实时的语音和高清晰图像的交流，为现代医学的应用提供了更广阔的发展空间。

远程医疗的发展

远程医疗萌芽于 20 世纪六七十年代，国外已有近 60 年的研究历史。大致可分为三个阶段：60 年代初到 80 年代中期，发展较缓慢；80 年代后期到 90 年代后期，随着通信和电子技术的不断提高，美国和西欧国家在远程会诊、医学图像的远距离传输等方面取得了较大进展；目前正处于远程医疗的快速、全面发展时期，成熟的项目商业化，已经在医疗诊断和治疗过程中发挥出越来越重要的作用。

我国从 20 世纪 80 年代才开始远程医疗探索。20 世纪 90 年代后期，我国远程医疗从理论探索走向实际应用，先后启动了金卫网络工程、中国医学基金会互联网络和军卫二号工程；一些著名的医学院校、医院都成立了远程会诊中心，与全国上百家医院相继开展了各种形式的远程医疗工作；近年来发展迅速，目前已可为疑难重症患者提供可视实时专家会诊、传输共享诊疗数据、进行病理形态学诊断等。目前我国开展远程医疗服务的医疗机构达到了 2 057 家。

虽然我国远程医疗技术也紧跟世界的脚步，有了一定的发展，但我国是一个幅员辽阔的国家，医疗水平有明显的地域性差距。远程医疗在技术、政策、法规、实际应用方面还需不断完善，同时广大人民群众的认识也还有待进一步加深。

远程医疗的内容

（1）远程会诊。远程会诊，就是利用电子邮件、网站、信件、电话、传真等现代化通信工具，为患者完成病历分析、病情诊断，进一步确定治疗方案的治疗方式。它是极其方便、诊断极其可靠的新型就诊方式，其与邮购的紧密配合，有力地带动了传统治疗方式的改革和进步，为医疗走向区域扩大化、服务国际化打下了坚实的基础，也为规范医疗市场、评价医疗质量标准、完善医疗服务体系、交流医疗服务经验提供了新的准则和工具。

（2）远程急救。院前急救的特点是病情急、时间紧、急救条件受限、病情复杂或病种涉及多学科，要求救护人员急救技能娴熟、掌握全科知识，能迅速作出正确诊断，及时采取有效措施。现实情况是各个医院的救护人员水平参差不齐，无法处理比较复杂的病情。特别是在急症伤患长时间转运途中，病情发生重大变化时，因院方专家无法看到现场具体情况，很难进行准确的诊断和指导。针对这种现状，远程急救救护与指导整体解决方案应运而生。

（3）远程监护。自 1962 年北美建立第一批冠心病监护病房（CCU）后，监护系统得到了迅速发展。随着计算机和信号处理技术的不断发展，以及临床对危重患者和潜在危险患者的监护要求的不断提高，对监护系统功能要求也不断提高。1988—1997 年的 10 年间，一大批有价值的项目相继启动，它代表了第二代远程医疗，其声势和影响远远超过了第一代技术。

在远程医学系统的实施过程中，联系方式多是通过卫星和综合业务数据网（ISDN），在远程咨询、远程会诊、医学图像的远距离传输、远程会议和军事医学方面取得了较大进展。目前，监护系统除具有以前的多参数生命体征监护的智能报警外，还要求在监护质量以及医院监护网络方面有进一步的提高，以更好地满足临床监护、药物评价和现代化医院管理的需要。

（4）远程教育咨询。远程医学教育是医学教育和通信技术领域相互结合的一门交叉学科。远程医学教育系统利用先进的通信和视频压缩技术，将教学内容传送给不同的下一级医疗机构，突破时空的限制，满足不同地域的医务人员的学习要求。

远程医学教育对基层和边远地区的医疗和医师培训，对解决医疗和教育资源的不足、提高资源利用的可及性和公平性发挥了重要的作用。目前，我国的远程医学教育还处于开发阶段，与国外差距较大。要推动我国远程教育、远程医疗的发展，需要国家整体战略规划和部署，整合地方教学资源和经费，建立网络信息共享系统，提高网络普及率。

远程医疗面临的问题

目前老龄化人口不断增多，慢性病患者数增长迅速，且治疗时间长、服务需求大，刺激市场对具有远程医疗功能的家用远程医疗产品的需求增加，其潜在的市场规模巨大。

我国远程医疗主要问题有以下几点。

（1）患者就诊受到时空限制。从时间来看，远程医疗没有明显降低患者的就诊等待时间。远程医疗实施初期或试运行期间大都实行免费，这在一定程度上释放了患者的医疗服务需求，就诊人数迅速增加，各就诊点同样面临着人满为患的问题，患者的就诊等待时间并不会减少。从空间来看，远程医疗的实施需要借助计算机、通信和多媒体等多种设备，患者只能到指定的就诊点就诊，这对患者造成了很大的不便。

（2）远程医疗实施成本高，财政投入不足。远程医疗的诊疗效果很大程度上取决于远程医疗中心的功能是否完善，而建立功能齐全的远程医疗中心需要很大的经费投入。目前的投入水平尚无法满足远程医疗发展的需要。

（3）医院及医生缺乏积极性。远程医疗由政府主导实施，具有公益性的特点，实施过程中向患者免费开放或仅收很少的费用，这就导致医生的工作量增加而收入没有得到提高，影响了医院和医生推行远程医疗的积极性。

远程医疗的未来

远程医疗和在线医疗在解决我国"看病难，看病贵"的过程中是一种互补关系。

首先，在线医疗提高了患者就诊的便捷性。远程医疗对患者就诊的时间及地点都有较为严格的限制，患者就诊的便捷性不高，而在线医疗则可以实现"7天＋24小时"就诊、足不出户就诊。当患者因时间、地点等原因无法通过远程医疗进行就诊时，在线医疗则可以为患者提供相应的医疗服务，弥补了远程医疗便捷性上的不足。

其次，在线医疗完善了远程会诊、远程教育等功能。远程医疗应该具备远程会诊、远程教育等较为完善的功能，但由于经费不足，很多地方建立的远程医疗中心功能单一。在线医疗拥有充足的发展资金和先进的技术，能够向患者提供不同层次的医疗服务并建立具备完善功能在线医疗平台，在一定程度上弥补了远程医疗功能不完善等问题。

最后，在线医疗提高了医疗服务利用的平等性。远程医疗具有公益性特征，医院及医生推行远程医疗的积极性不高，阻碍了远程医疗的发展及推广，导致部分地区无法实施远程医疗，进而不能平等地享受医疗服务。而医生对于在线医疗的推行具有较高的积极性，再加上在线医疗具有便捷性高、技术先进的特点，大大扩大了在线医疗的受益人群，使得未实施远程医疗的地区患者通过在线医疗同样可以享受到高水平的医疗保障，弥补了由于远程医疗覆盖人群有限导致的医疗服务利用不平等的问题。

在线医疗的主要作用在于患者的分流和健康咨询，并不具备开具处方的资格，不能很好地服务于患者；而医生通过远程医疗则可以开具处方，部分地区实行的电子处方更加方便了患者的就诊。

远程医疗可以借鉴、学习在线医疗的技术、筹资渠道等，加快远程医疗的发展和推广；在线医疗则可以与远程医疗及医疗机构进行合作，解决医生短缺等问题，将两者有效结合才能够更好地服务于患者。

远程医疗当前有三大有相互联系的趋势。一是通过扩大医疗服务的覆盖面，使远程医疗得以广泛应用，以方便就医并最终降低成本；二是从应对急重病例扩展到也包括处理发作性的和慢性的病例；三是从医院和附属诊所扩大到家庭和可移动医疗设备的运用。

特别提醒

不管远程医疗怎么发展，都应该围绕着"增加大多数人的就医机会、提高医疗质量和降低医疗费用"这三个要素。只有这样，这个新的医疗模式才会生存和健康发展。

（郑西川）

—— 专家简介 ——

郑西川

郑西川，硕士，高级工程师。现任上海交通大学医学院附属第六人民医院计算机中心主任，专注于临床信息化及相关数据标准研究，对医疗大数据处理及区域医疗跨系统患者信息处理有比较深入的研究。研究方向：基于 PACS 电子病历的临床信息共享，HL7/XML 电子转诊相关技术及应用，区域临床信息协作技术，数字化医院相关标准及实现技术。

案例篇：新奇"网事"

二、在家门口"看"千里之外的专家门诊

我国医疗资源分配不均的问题长期存在，某些疑难危重疾病需要到"北、上、广"这些拥有优质医疗资源的地区看病，但是专家号却一号难求。看过专家门诊后，欲尽快住院治疗则更难，而且长途跋涉、家人陪伴、住宿用餐、误工误时等，使得看病的非医疗成本非常高。如今，远程视频门诊为上述问题提供了极好的解决方案。

江苏省宿迁市的王先生 51 岁，患有脑血管疾病，当地医生告诉他可以不做手术，而通过放支架来解除脑血管狭窄导致的脑缺血和脑梗死。但是当地医院无法实施这一治疗，王先生多方打听，得知上海的复旦大学附属华山医院很"厉害"，而且还听说有位叫宋冬雷的教授很"厉害"，给某位明星成功地做过手术。

于是王先生想方设法挂宋冬雷教授的号，因为总是挂不上，也不敢轻易到上海来。后来，他得知宋医生自己建立了"冬雷脑科医生集团"，不仅继续看门诊、做手术，而且还开设了远程视频门诊。这样一来，这个门诊等于就开到自家门口了。

王先生找到了预约视频门诊的电话号码，在某个周日拨打了电话，轻而易举地约到了宋教授的视频门诊。周一，王先生接到了来自医联体医疗机构远端医院的专家助理的电话，助理耐心介绍了看诊过程，并告知看诊当日需要携带的病史资料。周二上午，王先生带上了过去看病的所有头颅 CT 片子和各种检验检查单子，包括颈动脉超声、心电图、肝功能、肾功能检查结果和在当地住院的出院

小结等，于 8：00 准时来到了住家附近的视频诊室。

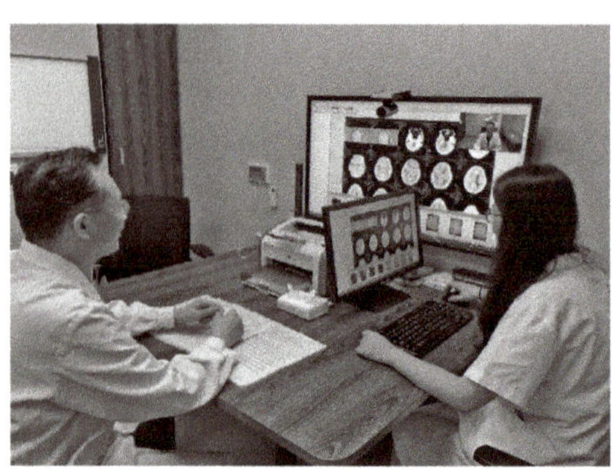

▲视频门诊把患者资料传到千里之外的专家眼前

护士接过他的所有资料，在 3 分钟内就将所有资料扫描进入电脑。然后王先生坐在诊桌前，静等开诊。8：30，与宋教授"面对面"的对话准时开始。宋教授一边看王先生的各种检查资料，尤其是脑部的 CT 片，一边询问其有没有发作性的昏迷、头痛、无力，有没有脑血管病家族史，是否大量饮酒，以及高血压、糖尿病的控制情况等，同时还要求在现场陪同的专家助理复测血压、查看上肢肌力、听诊心脏等。最后，宋教授综合王先生的所有情况，尤其是 CT 片子上显示的脑动脉狭窄的数量、部位和程度，明确提出必须尽快放置脑血管支架，而且目前没有禁忌证。

整个看诊过程持续了 20 分钟，宋教授交代的重点清清楚楚，王先生不明白的问题也问得一清二楚。视频门诊后的第 3 天，王先生在宋教授的安排下住进了医院。周六，宋教授及其同事就为王先生进行了脑动脉支架放置手术。手术显示血管狭窄很严重，如果不及时放支架，可能会引发严重后果。手术持续了两个小时，非常成功。王先生在医院住院 10 天后就独自返回到老家。回老家后一周，他又接到了专家助理的电话，询问术后恢复的情况，叮嘱随访注意事项。

视频门诊的有效性和便利性，使远在千里之外的患者看专家门诊变得非常容易。

（缪晓辉）

— 专家简介 —

缪晓辉

缪晓辉，海军军医大学教授、主任医师、博士生导师，从事临床医疗、教学和科研工作 35 年，从事医疗机构管理工作 18 年，从事互联网医疗工作 17 年。目前担任上海瑞慈医疗集团首席医疗官，上海市医学会内科学分会副主任委员、上海市医学会互联网医疗专科分会委员，《中华传染病杂志》总编辑。

三、机器人"小白"助力基层全科医生

这位身高约 1.2 米、长着大圆脸、拥有 S 形曲线的"卫护"，是全国首台远程医疗机器人。它由上海市浦东医院引进，作为全科医生助手，安家在浦东新区的四家社区卫生服务中心。在社区里，大家更喜欢叫它"小白"。

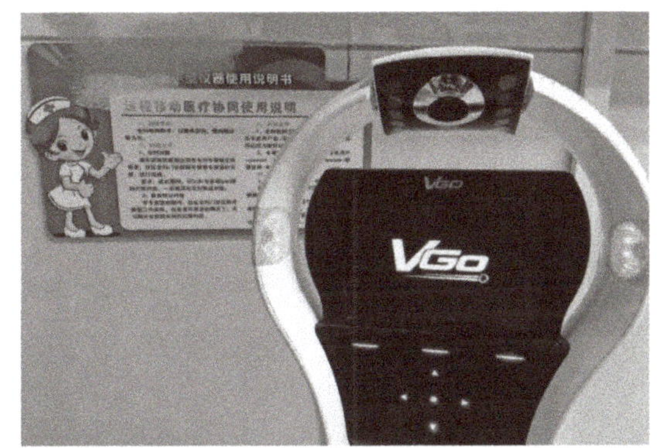

▲机器人"小白"

生活实例

"朱医生，我最近胸口常发闷，怎么回事？"在社区卫生服务中心里，72 岁的吴先生通过"小白"头部的视频通话系统，向上海市浦东医院心内一科主任朱中生咨询。历时半小时的会诊过程中，朱主任实时调阅了患者完整的电子病历和心电图等影像资料，音频、视频传输流畅清楚，病历、影像资料传输完整清晰。朱主任就吴先生的情况进行了分析和评估，最终为患者做出解答："您可能是冠心病、心绞痛，最好转诊到我院门诊，做一下冠状动脉造影检查，以便制订下一步诊疗方案。"

吴先生由衷赞叹："现在科技真发达，在社区就能请大医院专家看病，太方便了。"社区卫生服务中心的医生们也说"小白"就像一颗定心丸，让他们心里踏实多了——有什么不明白的病情和检查报告，可以随时通过视频向上级医院专家请教。

"小白"内置电脑系统，连接上无线网络，其安装的摄像机和屏幕便可实现医患面对面交谈。"小白"在专家和患者之间建立起一座全新的沟通桥梁，使患者在社区医院即可接受上级医院专家的会诊，并得到治疗与护理方案。

"小白"还能行走，通过 360 度旋转的摄像头近距离观察患者，尤其是不方便行走的患者。比如，在几千米外的三级医院，医生可以使用手机或 iPad 远程遥控"小白"巡诊，切实解决社区百姓就医的"最后一公里"障碍。

"小白"作为全科医生助手，在专家、社区医生与患者之间建立了"医—医"及"医—患"互动模式，不仅节约了医疗卫生资源，也促进了社区医生的专业训练，并从源头上实现了"基层首诊、向上转诊、上下联动"的分级诊疗理念。

除了面对面会诊，"小白"还有更大的发挥空间：可以协助医生完成发热门诊、传染病区等"危险地带"的特殊医疗；可深入百姓家中，为腿脚不便的患者守护健康。

"小白"是医生的助手、患者的朋友，那么以后机器人是否会取代医生发挥医生的作用呢？实际上，"小白"仅能作为医疗辅助手段，诊疗主体仍是医生，不能将它的功能"神化"。而且，通过医疗机器人进行的远程诊疗项目现在尚未列入医保范围，也无相关政策支撑。总之，"小白"可以解决不少居民的"看病难"问题，但仍有许多地方值得改进和期待。

（张　韬）

— 专家简介 —

张　韬

张韬，硕士、医学影像科主任医师，现任上海市浦东新区金杨社区卫生服务中心主任、上海市医学会互联网医疗专科分会委员、上海市医学会超声医学专科分会区县学组秘书、上海市浦东新区医学会超声专业委员会副主任委员及全科医学专业委员会委员。主要研究方向：社区常见慢性病的全科诊疗，尤其擅长小器官的超声诊断。

四、社区医院"拍片子"，远程中心大专家"看片子"

在家门口的社区医院拍张 X 线片，就有大医院的专家帮忙看片子、出报告！这个好消息很快在上海市浦东新区某镇社区居民中传开了。

原来该镇所辖社区卫生服务中心依托信息化平台，将采集到的放射图像上传至远程医疗影像诊断中心，经诊断中心医生判读后完成诊断报告，再传回社区医院。这种远程放射诊断模式已成为现实，并惠及该地区广大百姓，患者能够快速得到诊断结果，且所获得的诊断水平跟在市区大医院获得的是相当的。

这是上海市浦东新区卫生和计生委推进区域医疗信息共享与医疗资源整合的新举措，投资建成的区域放射集中诊断、会诊系统，利用三级医院的对口技术支持来提升基层社区卫生服务中心的诊疗水平、医疗质量，居民在新区范围内任何一家社区医院就诊，均能接受二/三级医院的影像诊断服务。

生活实例

徐阿姨 70 岁，因腿痛在家人陪同下来社区卫生服务中心门诊就诊。1 天前，她用力后左侧臀部酸痛，伴大腿前侧酸痛，无下肢麻木，平卧时症状缓解。社区医院医生检查后，初步诊断可能为骨质疏松，辅助检查予以腰椎摄片。拍片后，技师立即将图像通过网络上传至远程影像诊断中心，诊断中心专家 30 分钟后报告回复：胸椎 T12 压缩性改变、腰椎退行性改变、L3 向前滑脱，诊断为胸椎压缩性骨折。

放射远程诊断中心的建立与开展，一定程度上解决了基层社区卫生服务中心放射医师相对缺乏的困境，提升了基层医院诊断的准确率；同时也保障了远郊乡镇的老百姓在社区医院看病，一样能享受到市区上级医院的优质诊疗服务，大大方便群众。并且，该影像检查结果得到互认，一定程度上减少了重复检查，降低了就医费用。

（张　韬）

实操篇：达人教程

五、医生个人网站在线咨询实例

在线健康咨询，是互联网医疗的一种重要形式，既可以在 PC 端通过网站咨询，也可以在手机端通过 APP 咨询。实践证明，在线咨询在解决非紧急、不复杂、非疑难和危重疾病的健康或医疗问题上已经发挥了巨大的作用，同时也为解决看病贵、看病难的问题提供了很好的补充策略。多数情况下，医生利用"碎片时间"为咨询者提供有关健康或疾病问题的解释、建议或诊疗意见。

教程网站背景

缪晓辉是我国知名的感染和肝病专家，他的个人网站是一个全免费的医学问题在线咨询网站，已经运行 13 年。从 2006 年建设网站开始，缪晓辉每天利用 1.5 小时左右的碎片时间回复大家的咨询，365 天全年无休。迄今义务解答患者 4 万次，累计 520 万字。

如果需要在线咨询缪晓辉医生，操作过程如下。

（1）打开浏览器，输入网址：www. miaoxh. com，打开缪晓辉个人网站。或者在百度上输入"缪晓辉"，然后点击打开网站。

（2）登录缪晓辉个人网站，点击右上角"登录/注册"。如果是第一次使用，那当然要先注册和填写详细和准确的个人资料。

（3）登录后点击"咨询"按钮，随后点击"我要咨询"按钮。

（4）填写资料。目前网站要求填写的资料是经多次改版后设定的，对咨询有很大意义。如咨询者手机号，为有危重病情而未能及时提交咨询文字者所备，以便医生可及时电话沟通，所以请务必完整、如实填写。完成后点击"提交资料并咨询"按钮。

（5）继续填写病史，点击"添加检查记录"按钮，添加相关记录。这些检验检查记录，都是为肝病患者"量身定制"的，已有的资料一定要输入；如果有缺项的

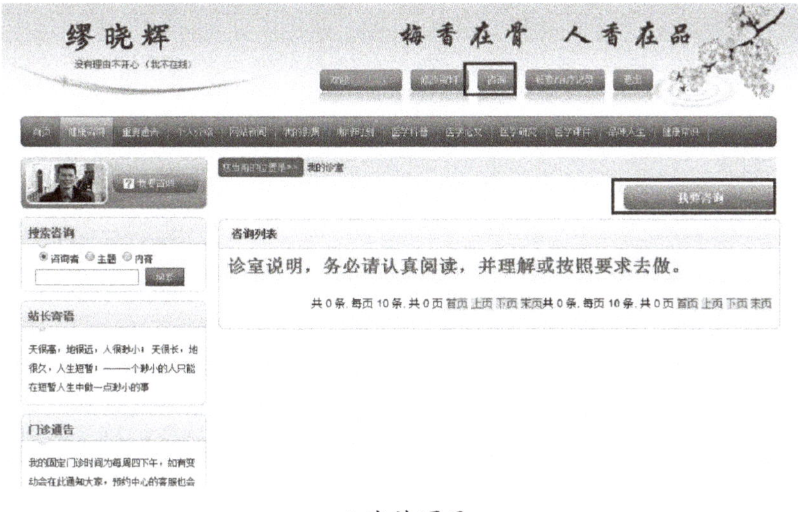

▲咨询页面

资料,要尽可能补充("添加检查记录"项),或者在咨询中询问是否需要检查。

（6）点击文字前"□"完善资料,随后点击"确认提交并咨询"按钮。

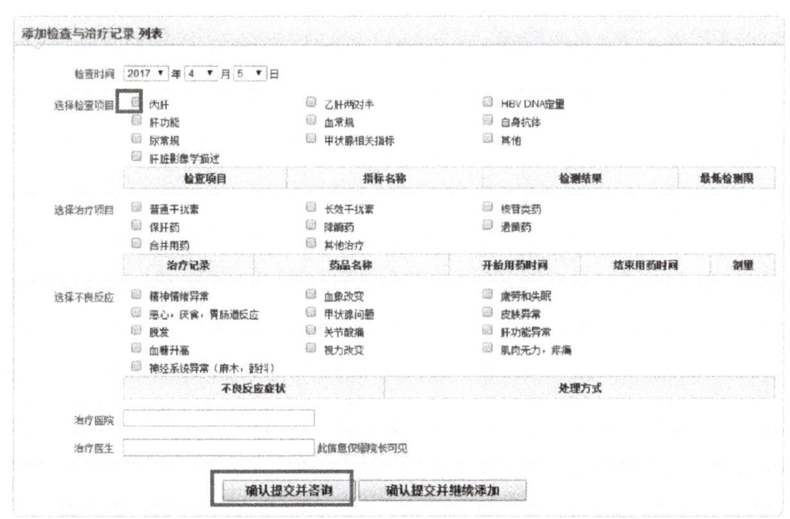

需要提示的是,精简地填写标题及咨询正文很重要。标题可以随意,但是最好切中您的最大疑问,比如:"我要抗病毒吗?""我要做家庭计划,怎么办?""我发生耐药了如何处理"等。正文分为过去史和现病史,所谓"过去史",是指与本次咨询疾病有关联,但并非本次咨询疾病的资料。比如慢性乙肝患者,可能还有糖

尿病史、风湿病史等，并且长期服药，这些情况不属于肝病，但是对肝病的诊治有影响，因此要填写。"现病史"主要是描述本次咨询前发生的所有"故事"，包括如何发现疾病、做过哪些诊治、结果如何、有哪些症状和体征、有哪些不良生活习惯等。某些重要的检查结果，可以直接写在"现病史"中，实际上，这就相当于您到医院看病时，必须向医生交代的内容。完成填写后，点击"提交咨询"按钮。

提交完成后，请耐心等待，医生每天不固定时间回复隔日提交的咨询。患者点击"我的咨询"按钮，可以看到是否已经获得回复。

特 别 提 醒

请大家注意以下几点。

（1）由于工作繁忙，网站设定了每天仅回复 10 个病例。若尚未回复，而提交的 10 个病例已满，或者当日已经回复了 10 个病例，那么您就无法成功提交，只能到次日再"攻坚"。

（2）咨询前一定要阅读提交须知，不少病友只顾提问，不看规则，结果欲速则不达。

（3）尽可能使用简洁的语言，不要唠家常、不要反复提交、不要空行断行、不要公开曾就诊医院或医生的姓名，尽可能把检验和检查结果输入制式表格中，重要或简单的检查结果可以直接输入正文。

（4）重要的图片资料可以作为附件提交，但是切勿在附件中提交化验单和 word 编写的文字照片。

（5）要回答医生问的问题。

（缪晓辉）

六、远程视频门诊看诊流程

　　视频门诊是一种省钱、省时和方便而且效果很好的互联网远程门诊方式。患者在邀请方医疗机构的视频诊室，可以实时"面对面"地与被邀请方的专家医生交流病情，并获得诊治意见和建议，包括电子处方和电子检验检查单。视频门诊高度模拟了线下门诊，而与"传统"的远程会诊或视频会诊也不相同，它就是患者与医生之间一对一的看诊。

预约有多种方式

　　（1）电话预约。拨打固定的 24 小时预约电话，预约人员不仅会为患者确定就诊专家和就诊时间，还会要求患者携带相应的就诊资料，或告知在就诊前必须做哪些检查。如果您事先已经确定要看诊的专家，那么就告知您希望看诊的时间；如果您不知道看哪位专家，预约中心的工作人员会告诉您应该就诊的科室，并向您推荐提供视频门诊服务的执业专家名单，专家一般来自三级医院的优势专科，也有门诊部的固定坐诊医生。

　　（2）APP 预约。门诊部 APP 预约通道，比如，下载"帮忙医"APP，然后查看您心仪的科室和专家。请注意专家的坐诊时间和停诊时间，然后提交您的预约信息。

　　（3）网站预约。目前已经有不少比较成熟的预约挂号网站，比如"好大夫在线"或"微医"等，不过要在这些在线网站预约，其前提是这位专家已经在这些网站注册，并且标明了视频门诊的具体时间。

确认和准备

　　无论采取哪种手段预约，您的预约信息都会被转送到预约中心，工作人员还要为您做进一步的后续细化工作。

　　（1）确认就诊时间。预约中心与您沟通之后，会把您的预约信息通知到一对一的专家助理；有医学背景的专家助理首先联络专家，简要报告病情，然后确认看诊的时间；继而再反馈给预约中心，预约中心会将预约就诊日期和时间推送给远端的医联体医疗机构。

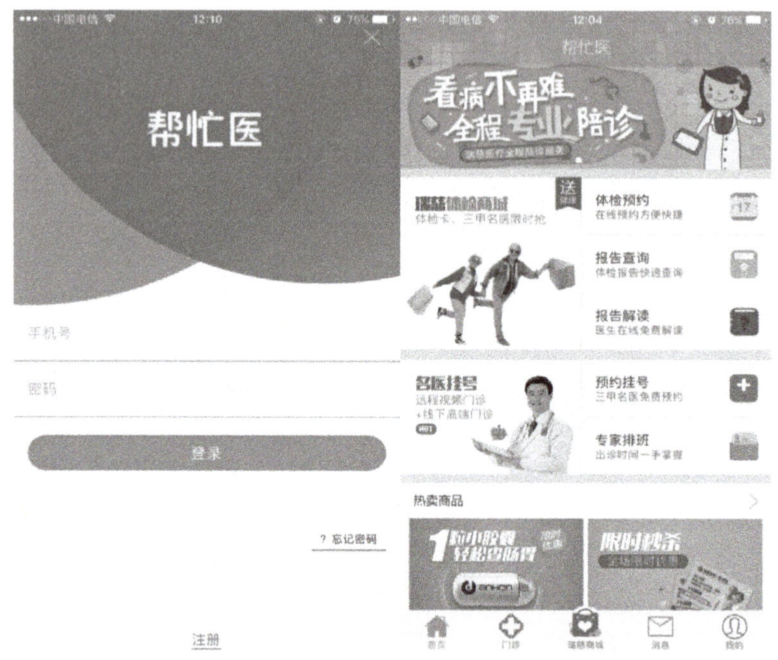

▲"帮忙医"APP 界面

（2）医联体医疗机构的诊前准备。远端的医联体专家助理在接到预约信息之后，会在就诊前通过电话联系患者，并初步了解病情，告知必须携带的相关检验检查资料等。

（3）到达现场。成功预约的患者，需要比看诊时间提前半个小时到达当地的视频诊间，目的是为了配合当地的专家助理上传既往的所有资料。当地诊间配有胶片扫描仪、高拍仪和电子皮肤镜等远程医疗设备，确保就诊所需要的资料在专家看诊前就已经进入系统平台的患者资料库。

视频看诊过程

患者在当地医疗机构（医院或门诊部）的视频诊间，有专家助理全程陪同，协助可能需要补充的资料，协助必要的体格检查，比如查看皮肤上的异常（包括肝掌、蜘蛛痣）、身体的某个部位有没有叩击痛、查看眼睛是否有黄染、行走情况如何、上下肢的肌力如何、听诊心脏等，并在现场记录体检的发现和专家采集的病史。

如果专家开出了检验检查单，专家助理会记录下来，并转到当地医疗机构的医院信息系统，由当地医疗机构实施相关检验检查。

如果专家开出药物处方，专家助理也会将其转到当地医疗机构的信息系统，在当地配药。所有检验检查或处方，均可以进入当地的医保系统。

看诊结束之后，专家助理会进一步与专家校对病历资料，由专家在中央端视频诊室签字确认，再花费几秒钟的时间传输到看诊的远端视频诊室。

随访和复诊

所有患者在结束视频门诊后，都会由专家助理通过电话询问看诊后的情况，包括病情的变化、服药后的反应、检查的结果等，但不做疾病咨询。

复诊可以是看诊专家发起，即专家认为第一次视频问诊没有结束，需要有第二次门诊，专家会告知中央端的专家助理。也可以由患者发起，但是程序上要比初诊简单，患者只要直接联系当地的专家助理即可。

（缪晓辉）

七、远程影像会诊实施流程

远程影像阅片或会诊，是通过电子计算机、网络系统、图片传输系统和高清显像系统及其相应的软件构成的平台，由发起方发出邀请，被邀请方的专家实时或非实时（在线或离线）阅读相关影像图片，并出具诊断报告。

可以进行远程会诊的影像资料包括普通 X 线片、CT 片、磁共振片、胃镜检查片和病理检查片等，电子版本的图像和胶片均可作为会诊资料供会诊用。

远程影像会诊既可以是常规的远程读片，也可以是疑难影像资料的会诊；既可以是独立的影像医师会诊，也可以多学科联合会诊，如同时邀请放射科专家、肝内科专家和肝外科专家一同会诊。

患方的影像资料既可以通过 DICOM 形式上传电子版，也可以通过扫描仪扫描胶片（清晰度和保真度会打折扣，但已经能满足一般临床诊断需要），两种形式的资料均可下载到被邀请方的电脑或中央服务器中。因此会诊过程既可以是实时的，也可以是非实时的；既可以是在线的，也可以是离线的。

很多情况下，各种影像阅读不能"就事论事"，也就是说不能仅凭图片做出诊断，尤其是一些复杂的、鉴别诊断有难度的图片资料，需要患者提供其他相关临床资料，比如患者的病史（患病过程、既往就诊的记录、吃药和其他治疗情况）、相关联的化验结果（比如甲胎蛋白、肝功能、乙肝病毒检测等）。这些资料有助于读片医生系统分析，继而做出更准确的诊断。

准备资料和发起会诊

（1）发起方必须是医疗机构，具备合法的医疗资质；发起方还必须具有远程会诊系统，包括各种存取影像资料的电子设备、网络系统、影像信息处理系统（包括影像信息存取和传输系统）、胶片扫描系统和高清晰高保真的图片显示设备，当然还要配备相关人员，包括信息维护人员和专家助手。

（2）收集患者的影像资料。既可以是电子资料，也可以是胶片。如果是病理会诊，需要显微镜玻片成像和传输系统，本文不做介绍。

（3）由医务人员做会诊的前期沟通，如果临床资料已经基本具备，则可以开始邀请会诊；如果缺乏基本和必备的临床资料，需要在当地检查和补充，比如慢性乙型肝炎患者需要甲胎蛋白的检查和乙肝病毒基因定量检查等。

（4）邀请方的医疗机构向受邀请方的预约中心发起会诊要求。

会诊前准备工作

（1）预约中心接到预约电话之后，首先通过电子邮件、微信或 QQ 等形式向专家助理通报患者的相关信息和需求。

（2）专家助理向会诊专家提出申请，并简要沟通病情，由放射科专家决定是否要同时邀请相关临床专家。如果邀请方临床医生直接提出申请并征得患者同意，则可以同时邀约相关学科的专家实施多学科联合会诊。

（3）根据双方沟通的情况，告知患者完善必需的检验检查。

会诊过程分两种情况

（1）在线实时会诊。患者在确定的会诊时间之前半个小时到达远端（邀请方）视频诊室，或具有视频会诊设备的放射科，邀请方专家助理将患者的影像资料和临床资料上传至受邀请方的中央服务器。

开始会诊，会诊专家阅读上传的所有影像资料和相关临床资料。如果为联合会诊，则所有专家一起阅读分析影像和临床资料。其间，会借助视频语音系统与患者实时沟通交流。

放射科专家对所见和所分析的结果，并结合影像图对患者一一做解释，然后给出签名的诊断意见或参考意见，但是放射科专家不提供治疗意见或建议。

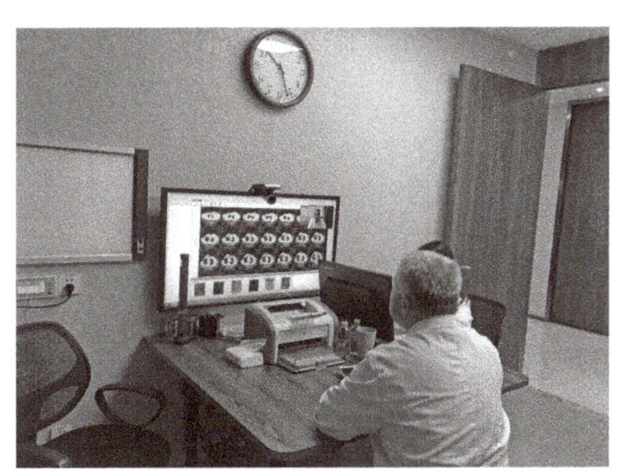

▲专家在看远程影像图

如果是联合会诊，则首先由放射科专家解读阅片结果，然后由不同专业的专家分别解释诊断分析结果，以及需要进一步诊治的意见和建议。最后，由本次会诊的主导专家总结会诊结果，并给出由所有参与会诊专家签名的诊治意见书。

（2）离线、非实时会诊。这种会诊形式与实时的"诊断"过程完全相同，既可以是放射专家就图片资料独立会诊，也可以多学科联合会诊。最终提供的诊断书或诊治建议书，也与在线实时会诊相同。其缺点是患者不能直接参与，缺少了

"面对面"沟通的环节。其优点是不受时间限制，只要在约定的时间内出具诊断报告即可。

特别提醒

影像图片由于涉及恶性病变的诊断问题较多，从保护患者的角度考虑，会诊专家就一些"隐情"会巧妙地与邀请方的助手沟通交流，或设法通知家属，一般不直接告知患者。

实际上，当前各医院的非互联网的图片诊断过程，就是在医疗机构内部的 PACS 系统或放射科内部的 RIS 系统进行的，是不需要患者参与的。从一定意义上讲，属于"离线、非实时"诊断过程。可见，借助互联网的远程图像会诊系统，与传统的影像诊断相比，也有其独特之处。

（缪晓辉）

八、带你走近社区医院专家助手——"小白"

2015 年，我国首台远程医疗机器人"卫护"（昵称"小白"）落户到上海市浦东新区郊区四家社区卫生服务中心。从此，这些社区医院的医生只要接入无线网络，就可通过远程医疗机器人联系到上级医院专家，给患者做检查，与患者进行"面对面"的交流，实现远程诊疗。患者是怎样通过"小白"与上级医院专家取得联系的呢？

患者可来电、来访至社区医院家庭医生处咨询，家庭医生首先了解患者病情简况，协助患者及家属确定是否有必要做远程会诊。若患者病情确有远程会诊需要，则家庭医生填写远程会诊申请单，并电话预约会诊，上传患者的检验报告等资料。

会诊方收到远程会诊预约信息后，调阅患者就诊历史及相关信息，确定是否需要紧急会诊。若需要紧急会诊，则调阅患者电子病历信息，了解患者基本信息；调阅检验、检查结果报告、体检报告等信息，立刻安排远程会诊。若非紧急会诊，则择期安排会诊日期及会诊医生，会诊医生和社区医生及患者在预约会诊时间，通过远程医疗机器人"小白"进行面对面远程会诊。

会诊时，会诊医生通过该机器人可观察患者、向患者询问病情，患者通过屏幕也可看见医生，同时向医生询问病情或"聊天"。针对社区医院的危重症患者，可在病床上实现与专家的远程互动式交流，实现病床边实时会诊、持续监护功能。会诊结束后会诊方在系统中提交会诊结论，完成会诊，达到转诊指征的患者可直接完成转诊；需随访患者，会诊医生可以对患者进行回访，了解会诊的效果。患者或社区医生也可以向会诊医生反馈会诊的效果和意见。

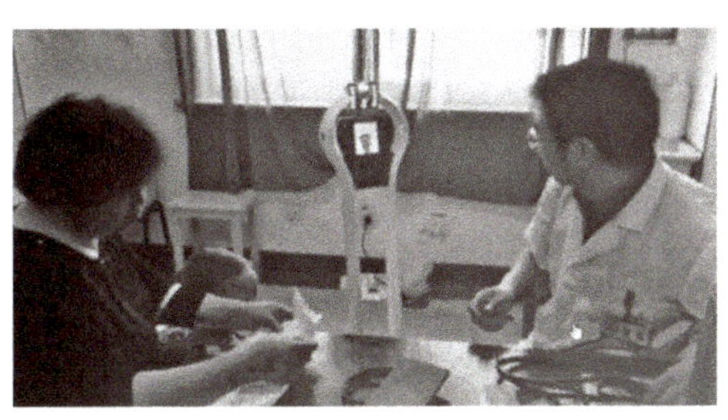

▲患者或社区医生通过"小白"向会诊医生反馈效果和意见

（张　韬）

九、10 分钟完成大医院远程心电图诊断

百姓"看病难"问题日趋严重，"大病进医院，小病找社区"是近年来政府力推的缓解该问题的重要手段之一。但是，百姓对社区医院的不信任是该措施推行的最大的拦路石。

社区医院医生医疗水平有限，设备也简单，有时候稍微复杂一点的心电图检查也得不到满意的诊断结果，患者仍需跑到大医院进行检查。而远程诊断中心的建立，是政府给百姓的一剂强心针，社区医院只需配备一名操作技师，即可让百姓轻松得到大医院专家的诊断服务。具体操作流程如下。

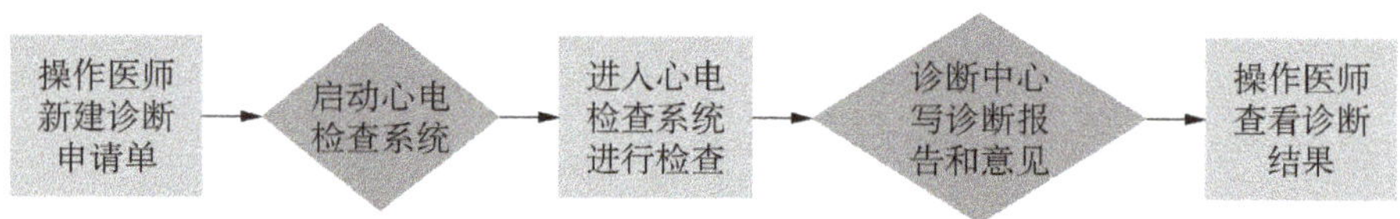

▲社区医生看病流程图

首先，社区操作医师在诊断申请模块中新建诊断申请单，输入申请信息和患者病历信息。

第二步：保存申请单后启动心电诊断系统做检查，采集数据 20 秒，并上传至诊断平台。

第三步：5 分钟内，远程诊断中心专家即可通过心电诊断系统返回诊断报告和诊断意见。

第四步：社区操作医师在电子诊断报告网络查询系统查看诊断意见和检查报告。

第五步：打印诊断报告单。

享受到社区医院远程心电诊断的便利后，百姓感慨道：从诊断申请到拿到大医院专家的诊断报告，仅需 10 分钟。既不用担心社区医院医疗水平有限，更不用担心跑大医院的长途跋涉和长时间排队挂号了。

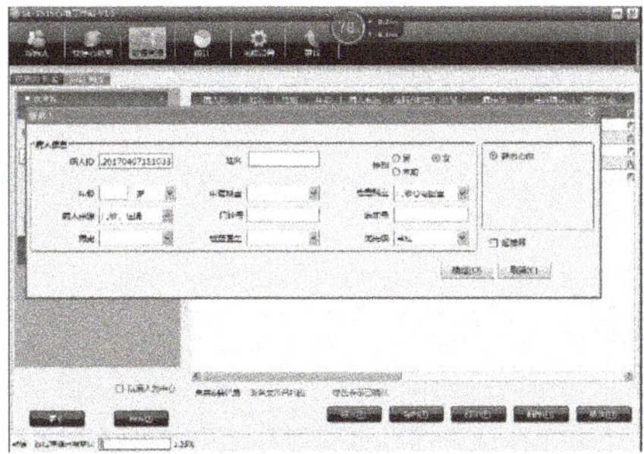

▲社区医生看诊操作界面

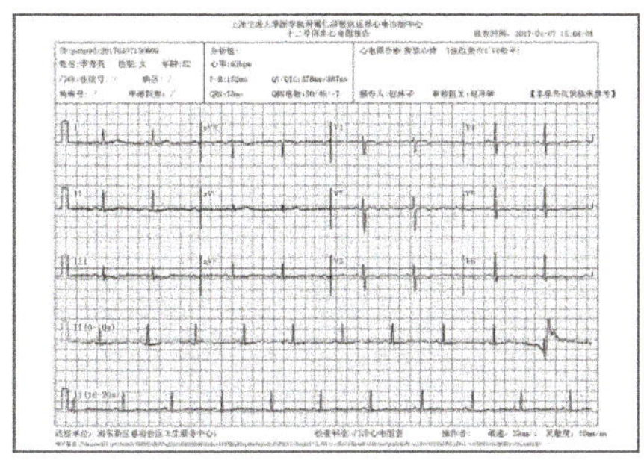

▲电子诊断报告单

（张　韬）

CHAPTER TWO

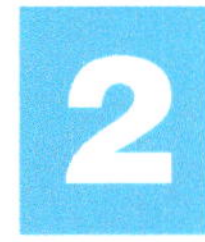

互联网医院

扫｜盲｜篇：｜概｜念｜概｜况

一、我们怎样上互联网医院看病

互联网医院是医疗机构直接向患者提供在线远程医疗服务，即运用信息化技术将医疗资源从医院内部延伸到互联网端，开展在线医疗服务及健康服务的互联网医疗平台。借助互联网医院，具有"多点执业"资格的医生可以线上与线下结合开展在线咨询、在线预约、在线病情诊断、在线复诊、电子处方开具、慢性病管理等医疗服务。

互联网医院能为我们做什么

（1）医疗信息查询和咨询服务。患者可在线上查询医院地址、联系电话、专科特色、人才队伍等基本信息，以及医生的主诊常见病、擅长领域、专家门诊时间等具体信息，方便患者根据自身情况选择就医。此外，互联网医院还能提供病情咨询服务，患者可以向医生提问，与医生进行在线交流，医生可综合患者的病情描述以及上传的病历资料给出就医建议。

（2）智能导诊和预约挂号服务。通过患者提供的基本信息，以及医生的在线医疗咨询服务，智能化引导患者选择合适的科室及医生问诊，同时对患者进行合理分流。线上就诊多适合常见疾病以及慢性疾病的复诊，病情较重、较复杂、不适合线上问诊的患者将被引导至线下实体医院进行检查、诊治。互联网医院还将提供线下医院的预约挂号服务，帮助患者方便地去实体医院就诊。

（3）在线医疗服务。提供在线远程医疗服务，医生借助互联网医院平台，通过视频、图文或电话等方式直接与患者交流，实现"一对一"问诊。患者可在线填写个人基本信息、病情描述以及在线提交检查报告、影像资料等，还可以通过配备可穿戴式医疗设备，远程实时上传体温、血压、血糖等数据。医生在线查看患者所提供的病历资料及就诊记录，通过与患者在线的交流问诊，进行线上诊断，并开具电子处方。

（4）网络支付服务。提供在线支付服务，可在线支付医疗服务费、药品费用等。

（5）在线药品购买及配送服务。线上问诊的患者可以根据医生开具的电子处方，自行选择买药途径，可以去附近药店购买，也可以在互联网线上药店购买并由快递送药上门。

（6）医疗服务评价。患者就诊后可以对医生的服务态度、服务质量，以及线下医院的就医环境进行综合评价，并在线提出建议和意见，全面体现患者就医满意度，为其他患者提供就医参考，也为医生及医疗机构提升医疗服务质量提供有效依据。

（7）慢性病管理服务。医生通过查看患者在网上记录的服药日记、自测结果、饮食记录、运动日记，掌握患者的自我管理状态，并结合患者的电子病历与既往检查记录，了解更多影响治疗的因素，制订更具针对性的诊疗方案，帮助患者制订健康管理个人计划，促进自我管理，以此加强病情控制、防止病情恶化、提高生活质量。

（8）健康资讯服务。提供各种健康科普知识、疾病防治知识、慢性病管理、医疗保健、妇幼保健、中医中药、心理健康等健康资讯服务。

到哪里去找合规的互联网医院

随着互联网技术的迅猛发展，截至 2015 年底，互联网普及率已达到50.3％，半数中国人已接入互联网，其中 90.1％的网民通过手机上网，其对医疗卫生领域的影响也逐渐深入。近年来，国家出台一系列政策，如 2013 年《关于促进健康服务业发展的若干要求》，2015 年《关于积极推进"互联网＋"行动的指导意见》和《关于推进分级诊疗制度建设的指导意见》，均明确提出发展基于互联网的医疗卫生服务，积极探索互联网延伸医嘱、电子处方等网络医疗健康服务应用，支持互联网医疗的发展。

2015 年 12 月 7 日，在乌镇互联网经济创新发展综合试验区，"乌镇互联网医院"正式上线。"乌镇互联网医院"是由桐乡市委市政府牵头、乌镇镇政府支持、微医集团提供技术支持与合作运营的"互联网＋"医疗创新项目，项目推出"乌镇互联网医院"官网以及"乌镇医院"APP，试图通过互联网连接全国范围内的医院、医生、患者、药品和医保体系，建立起一个新型的智慧健康医疗服务平台，为群众提供在线医疗服务。2015 年 12 月 10 日，著名心血管专家、浙江大学医学院附属第二医院院长王建安通过"乌镇互联网医院"，对当地患者黄女士进行了"网上问诊"，随后开出"乌镇互联网医院"成立以来首张"在线处方"，处方上的心血管疾病治疗药物在两天后通过第三方药企配送到黄女士的家中，实现了在线看病的全流程闭环。

据公开信息统计，截至 2016 年 11 月，全国互联网医院已经扩充到约 36 家。其中，已经实现运营的共有 25 家，其他 11 家在 2016 年已经公开宣布签约在建。

● 全国互联网医院布局（截至 2016 年 11 月）

序号	医院名称	所在地	成立时间
1	广东省网络医院	广东	2014 年 01 月
2	宁波云医院	浙江	2014 年 09 月
3	恒大社区互联网医院（在建）	广东	2015 年 06 月
4	舟山群岛网络医院	浙江	2015 年 07 月
5	乌镇互联网医院	浙江	2015 年 12 月
6	阿里健康网络医院	湖北	2016 年 01 月
7	浙大一院互联网医院	浙江	2016 年 02 月
8	广东云医院	广东	2016 年 03 月
9	39 互联网医院	贵州	2016 年 02 月
10	甘肃互联网医院	甘肃	2016 年 04 月
11	银川智慧互联网医院（在建）	宁夏	2016 年 04 月
12	暨南大学附属第一医院"互联网医院"	广东	2016 年 04 月
13	安顺西南互联网医院	贵州	2016 年 04 月
14	微医（福建）互联网中心医院	福建	2016 年 04 月
15	厦门大学附属第一医院互联网医院	福建	2016 年 04 月
16	南京市第一医院互联网医院	江苏	2016 年 04 月
17	广西互联网医院	广西	2016 年 05 月
18	荔湾七乐康互联网医院（在建）	广东	2016 年 05 月
19	解放军 117 医院网络医院（在建）	浙江	2016 年 05 月
20	湖南儿科互联网医院	湖南	2016 年 06 月
21	菩提医疗云（在建）	山东	2016 年 06 月
22	保定网络医院（在建）	河北	2016 年 06 月
23	华南互联网医院	广东	2016 年 07 月
24	遵义云医院（在建）	贵州	2016 年 07 月

（续表）

序号	医院名称	所在地	成立时间
25	上海长海移动互联网医院	上海	2016 年 07 月
26	邢台互联网医院（在建）	河北	2016 年 07 月
27	西南平安互联网医院（在建）	重庆	2016 年 08 月
28	陕西肿瘤互联网医院（在建）	陕西	2016 年 08 月
29	河南理工大学第一附属医院互联网医院	河南	2016 年 08 月
30	福州总医院互联网医院	福建	2016 年 08 月
31	河南互联网医院（在建）	河南	2016 年 08 月
32	克拉玛依市中心医院·云医院	新疆	2016 年 09 月
33	四川微医互联网医院	四川	2016 年 10 月
34	拉萨互联网医院	西藏	2016 年 10 月
35	青岛眼科互联网医院	山东	2016 年 11 月
36	上海儿童互联网医院	上海	2016 年 11 月

互联网医院就诊需注意哪些问题

（1）有些医院缺乏规范的行业标准。当前互联网医院发展仍然有一定局限性，表现之一就是相应标准建立上仍然存在空白。各家互联网医院目前仍在发展与成长过程中，成熟度参差不齐，提供的互联网医疗服务也不尽相同，因此还需要对每一个互联网医院平台进行更好的标准化研究。互联网医院的发展模式与机制、适用范围、技术、相关法律法规与伦理等，都亟待完善，关键是要建立符合医学规律和社会规律的运行机制，与现实医疗工作紧密衔接，研究符合医疗质量标准的技术方式、管理规范、行业标准等。

（2）缺乏医疗监管，配套政策有待完善。在医疗监督管理方面，针对医疗信息企业及互联网医疗机构、医务人员、医药企业方面的具体监管规定和措施尚未出台。作为直接关系到人民身体健康和生命安全的特殊服务，互联网医院需要更多的法律法规监管、制约和支持，以此来规范互联网医疗行为，保障服务质量。此外，还需加强对互联网医疗电子处方审核管理，保证患者用药安全。

（3）医师多点执业政策有待进一步推进。医师多点执业，是指符合条件的执业医师经卫生行政部门注册后，受聘在两个以上医疗机构执业的行为。互联网医院的医生资源均源于线下实体医疗机构，需要依靠"多点执业"政策，让有资格的医生可以在互联网医院进行多点执业，提供远程医疗服务。但是，大医院的医师工作常处于超负荷状态，难有额外精力进行多点执业，同时医师多点执业意味着医院的核心资源流失，因此多点执业政策在实际执行过程中难以推进，造成互联网医院缺乏优质的合作医生。

（4）区域医疗信息互通互享尚未全面实现。信息共享是互联网医院的必备要素，然而目前各医疗信息企业以及各医疗机构的信息系统自成体系，"各自为政"，出于对各自利益的维护，信息共享与信息交换程度不高，患者医疗信息的互通互享很难全面实现。同时，在信息共享的过程中，对于患者的病历记录、健康档案的监督和管理也要到位，确保患者隐私权和信息安全。

互联网医院发展趋势

（1）线上与线下医疗资源融合，提供全流程医疗闭环服务。互联网医院进一步实现了线上诊疗平台与线下实体医院、医院与医院之间医疗资源的深度整合，促进线上与线下医院、医生和患者三者间信息的有效传递，保证医疗服务的连续性，从而为患者提供全流程的医疗闭环服务。

（2）实现区域医疗信息共享，提供以患者为中心的健康管理服务。随着互联网医院平台深入连接医院、医生和患者，将进一步加强各医疗机构间医疗信息的互联互享，平台上各医疗机构的信息都将汇集在一起。医生通过互联网医院平台查看患者的所有医疗信息，并以此为患者提供精准的个性化健康管理服务。患者可以在互联网医院平台上随时掌握自己的病情。

（3）提供医生多点执业的服务平台，促进医生个人品牌价值建设。随着多点执业政策进一步落地，将会有越来越多的医生加入多点执业的行列。互联网医院为医生提供了连接全国患者的多点执业平台，医院、医生、患者和数据通过互联网连接在一起，使得医生提供医疗服务的范围不再局限于地方。另一方面，互联网医院能够促进医生根据自身的专业特色以及技术实力，建设个人品牌，进一步提升医疗服务质量。

（郑西川）

案│例│篇：│新│奇│"网│事"

二、云医院改变医疗大格局

互联网医疗、大数据、智慧医疗等是我国卫生系统工作的重要内容及热点。为配合国家倡导的医疗改革及"互联网＋行动计划"，近年来全国多地政府组织或医院兴起建设互联网医院，大多命名为"云医院"。云医院是以一家或多家实体医院为基础，基于云计算、大数据、互联网、物联网等新一代信息技术，承载智慧健康保障体系重要使命的开放平台，大医院、基层医疗机构、专科医生、社区医生以及第三方机构，包括药店、保险公司等都可以接入并展开合作。

所有云医院均建有自己的 APP 平台，任何个人下载云医院 APP 并实名注册后成为其服务对象，可随时接受医疗健康服务。同时，这些云医院均开放了线下实体医院，在平台上完成注册的患者可到其线下实体医院进行就诊，并获得电子健康档案；其后，患者在今后的诊疗中可通过云医院患者端与医生进行互动交流，完成"互联网＋医疗"的"O2O"新体验。相比于当前多数商业公司办的云端上的"虚拟医院"，这些云医院的线下实体医院更"看得见、摸得着"。云医院线下实体医院搭建了一个为基层医疗机构和基层医生共享的、第三方大型医疗设备和服务平台，包括体检中心、医学影像中心、临床检验中心、远程会诊中心、健康教育与培训中心等。结合云医院线上资源，可以提供从门诊到检验检测、远程会诊、健康管理、康复诊疗等全方位的医疗服务。由于云医院的线上医生都会在线下的实体医院注册备案，因此线下云医院还为线上诊疗服务的实现提供了法律保障、技术的支撑及管理的支撑，更便于医疗服务的监管和追责。在"互联网＋"时代，云医院通过线上、线下的联动与协同，帮助患者实现门诊、住院、体检的预约服务及定制化的健康管理和咨询。

云医院整合各类医疗机构的医疗资源和社会资源，是将智慧医疗与健康服务有效融合的创新性应用平台，是医疗与健康有效结合，实现"未病先知、未病先治"理念，创新模式的探索和实践平台。云医院平台建设将有利于解决当前医改过程中诸多问题，实施分级诊疗、医药分开，改善和解决当前就医难题。各类云医院平台均秉承持续创新之初衷，以"大健康"目标为主线，不断开拓和完善建设，把"大健康"智慧医疗的创新性服务理念推向每一个家庭，融入百姓的日常生活，也使市民就医模式发生根本性的改变。这些云医院的建设有望破解医改问题，实现医疗服务创新，满足人民群众的医疗服务需求。

上海徐汇云医院

上海徐汇云医院是以上海市徐汇区中心医院暨复旦大学附属中山医院徐汇医院为主体单位，联合复旦大学附属中山医院及徐汇区 13 家社区卫生服务中心而创建的国内首家智慧医疗健康综合服务平台。该云医院以上海市徐汇区医联体为纽带，在以徐汇区内三级医院为主体的实体医疗机构的基础上，进一步拓展医疗服务，发挥人工智能及智慧医疗优势，将网络延伸至药店、敬老院等多个机构，同时也进入家庭。

广东云医院

2016 年 3 月 25 日，在广东省医院学术年会上，由广东省医院协会、广东省某公司联合推出的"广东云医院"正式发布，这是国内首个省级云医院平台，将全医疗产业链生态"复制"到线上并实现升级。广东云医院是广东各大公立医院共用的移动互联网云平台，是公立医院现有服务的延伸，是广东省医院协会与医院组合在一起所打造的共创、共赢的全医疗产业链生态共同体。

广东云医院以医院为核心，接受医疗管理机构/协会监管，实现从线上诊疗到开具电子处方，再到网上购药，最后配送到家的互联网就医新模式。广东云医院积极探索如双向转诊、中医治未病、住院管理、慢性病管理等多项服务功能，用持续创新的产品为患者、医生、医院等生态共同体带来更有价值的服务。

宁波云医院

2015 年 3 月 11 日，宁波市卫生和计划生育委员会与东软熙康科技有限公司共同宣布建立宁波云医院。宁波云医院与当下各类"云医院""网络医疗"最大的不同就是，这一切都是由政府主导及出面组建，运营遵循"政府主导、多方参与、市场化运作"的原则，打造的是一个开放平台，大医院、基层医疗机构、专科医生、社区医生以及第三方机构，包括药店、保险公司等都可以接入并展开合作。平台为基层医疗机构构建了一个云部署的安全、标准化信息系统，使得基层医生的服务行为和服务质量像三甲医院一样的规范、可追溯、可监管，并全面打通了公共卫生、社区与大型医院信息系统、康复和养老服务等系统。

（朱　福　周志文）

—— 专家简介 ——

朱　福　周志文

朱福，医学硕士，主任医师，教授，博士生导师。上海市徐汇区中心医院/复旦大学附属中山医院徐汇医院执行院长，上海徐汇云医院创始人。现任中国医疗保健国际交流促进会 OTO 慢性病综合管理分会副主任委员；全国远程心电及慢病联盟执行副主席。

周志文，医学博士，副主任医师，硕士生导师。从事心血管内科临床工作 20 余年，擅长于冠心病及心律失常等心血管疾病的介入治疗，着重心血管疾病的整体综合治疗。目前担任徐汇云医院副主任，致力于心血管内科临床及互联网智慧医疗工作。

三、云医院高铁救人的故事

2016 年 12 月 20 日 19 点，在北京开往上海的 G21 次列车上，广播发出紧急求救：一位乘客身体不适，急需医生帮助。

上海市徐汇区中心医院中心实验室职工刘先生恰巧乘坐了该班次列车，他连忙赶到患者车厢。患者是位外籍人士，由于突发剧烈腹痛，已瘫软在车厢；所有乘务人员都手足无措，慌乱不已。他马上想到自己医院的"云医院"可以远程视频，可以上线求助医院的急诊医生。

在向乘务人员表明身份，并简单了解情况后，刘先生用手机登上了"上海徐汇云医院"APP，当班的急诊科庄医生马上接诊，并给予紧急医疗救助。

虽然高铁上信号时断时续，且外籍人士语言沟通存在障碍，但通过视频加文字，庄医生耐心细致地进行医疗指导。他了解到该患者在中午食用了辛辣食物，2 小时前突发左下腹阵发性剧痛，未见腹泻、发热等症状，初步判断肾结石、肠痉挛等疾病可能。此时，患者的疼痛再次袭来，剧痛引发无法克制的呻吟，冷汗直流，又一次瘫软在地上。在阵痛过后，庄医生继续询问是否有肾结石病史，患者回复确实以前有过 2 次肾结石发作经历。

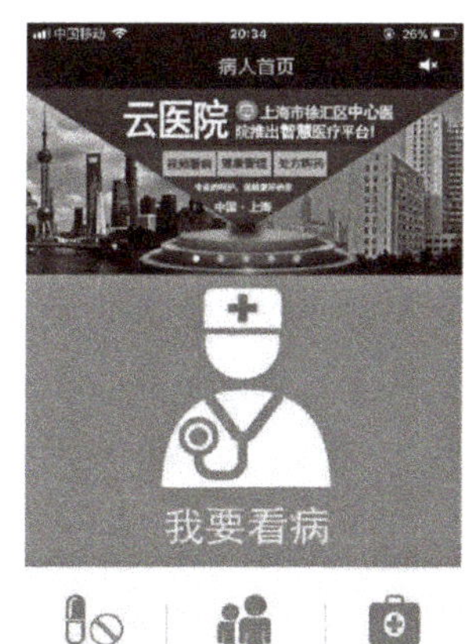

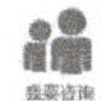

▲"上海徐汇云医院"APP

通过远程问诊和观察，庄医生判断患者肾结石引发肾绞痛的可能性较大，建议列车乘务员先给患者服用止痛药。患者的症状很快得到缓解，向远程施救的庄医生和现场提供帮助的刘先生连声道谢。G21 次列车一路飞驰，晚上 10：40 终于到达了上海虹桥火车站，有了较大缓解的患者自行去医院接受进一步的诊疗。

我们已经生活在互联网高速发展的时代，云医院的应运而生改变了患者只能上医院看病的传统就医模式，不管身处何地，在家、在工作，还是在外地出差，甚至是在千里之外的偏远山区，都可以随时随地利用互联网，通过手机登录云医院，得到医生的帮助和指导。

（朱　福　周志文）

四、APP 上的"心理科"

科技正在改变着我们的生活，特别是手机的各种 APP 应用，正悄悄让我们的生活方式发生着巨大变化。

只要打开各种 APP，就可以在很短的时间内买到自己想要吃的东西；想要租车或者打车，只要预定好时间，司机将会准时候驾；就连生病了，也可以选择先在 APP 上询问一下，接下来再考虑该如何处理。

> 阮小姐最近十几天心情一直不好，老是担心会有不好的事情发生，感觉有很多负能量在内心涌动，比如开车会不会被其他车蹭到、孩子最近是不是在学校遇到了什么麻烦……一开始她没当回事，半个多月过去了还是不见好转，现在是吃也吃不好、睡也睡不好。
>
> 经朋友推荐，她下载了"平安好医生"APP，看到有心理咨询科，马上就去进行了问诊。经过和医生的咨询交流，她渐渐理清了自己这种焦虑情绪的来源。原来，在半个月前阮小姐和老公发生了冲突，心里对老公的愤怒还一直没有过去。但是她的性格比较内向，愤怒的情绪压抑在自己心里，而变成了莫名的焦虑。这些焦虑困扰着阮小姐，其实也是在向她老公表示着内心的一种诉求，那就是："其实我很需要你的关心，我现在很焦虑，你可以关心关心我吗？"

在了解这些前因后果之后，阮小姐内心的焦虑减少了很多。在此后多次网上心理咨询中，她明白了需要把内在的感受向老公表达，逐渐认识到自己压抑愤怒的模式已经影响到了她的生活和健康。阮小姐认识到改变自己的性格习惯，需要学会用新的人际模式来代替原来不太适应的模式，她还需要比较长的时间来慢慢形成新的人际交往习惯。

之后，阮小姐多次进入 APP 进行咨询，特别是在自己的情绪又一次陷入困扰中的时候。她认为，网上心理咨询这种模式很方便，情绪不好时可以随时找到心理咨询师交流，及时获得心理疏导。网上咨询也给她提供了很多的支持和鼓励，她每次咨询结束感觉就好像获得了一种力量。

（周　顺　谢　红）

— 专家简介 —

谢　红

谢红，副主任医师、硕士研究生导师，平安健康互联网股份有限公司高级医学总监，上海市医学会互联网医疗专科分会委员。组建"平安好医生"在线健康疾病咨询服务平台专职医学团队，探索并落实互联网诊疗规范和分级诊疗制度，逐步研发和使用人工智能辅助诊疗系统，积累了实际操作经验。

五、"高博士"改变"高朋"生活

随着互联网技术在医疗领域的运用，人们可以享受到体贴入微的健康管理服务，尤其是慢性病患者，更是获益匪浅。

"高博士"是一款专门为高血压朋友服务的互联网医疗产品，全称是"高博士高血压关爱套餐"。在"高博士"眼里，高血压患者就像贵宾一样重要，所以戏称他们为"高朋"。对贵宾自然要热情接待，给他们提供全方位的贴心服务，让"高朋"得到个性化治疗、个性化关爱和个性化用药指导，从而让"高朋"们不仅血压控制平稳，而且避免发生高血压引起的心脑肾眼并发症。

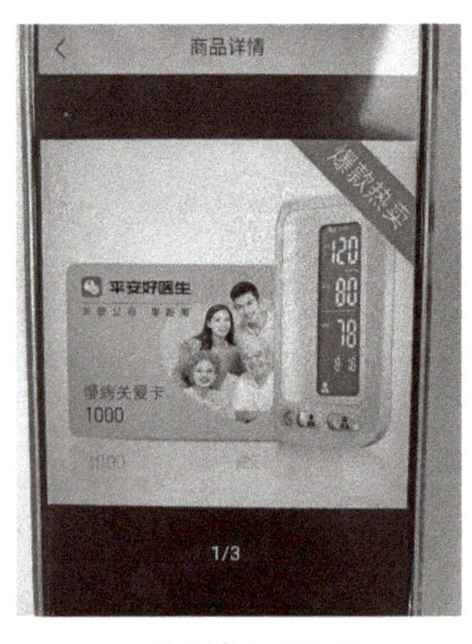

▲"高博士"界面

"高博士"由智能血压计、60 次医生咨询、血压管理和 3 次 VIP 预约挂号四大功能合一而成。这里的网络医生能提供每天 12 小时的在线咨询，随时随地为高血压贵宾守护健康；同时能制定血压管理目标和方案，做好定期回访，并提供慢性病用药咨询、报告解读服务。

比如，为父母亲购买了"高博士"的子女，一旦父母在一定周期内未测量血压或者血压波动异常时，父母和孩子的手机里会立刻响起提醒或警告短信。有的老年人可能不会使用智能手机，但是因为子女能收到提醒短信，也能得到子女的督促。这里的 3 次 VIP 预约挂号的权益号源覆盖全国 31 个省（含直辖市）、240 个城市的 2 000 多家医院，从而确保患者挂号挂得对、挂得到、获得服务佳。除了这些功能外，"高博士"还可以进行趋势分析、每月小结，全面解读血压情况，制订个性化高血压健康计划，通过饮食、运动、生活习惯等内容，全面管理血压。

　　家住上海市的张老伯今年 70 岁，患有高血压病史多年，却从来不测血压，也不吃药，而且饮食也不注意，喜好烟酒和重口味食物，所以经常发生头晕不适。他的儿子张先生很着急，看日常叮嘱根本就没有用，于是就买了个"高博士"套餐送给老人。

　　使用"高博士"的第一天，张先生带着张老伯上线咨询专家，了解高血压患者的日常保健注意事项。张老伯一开始不以为然，依然我行我素，可是随着提醒或警告短信的每日发送，张老伯有点坐不住了。4 月初，3 月份的血压趋势图一出来，张老伯就催着张先生帮忙预约一次 VIP 门诊，准备到医院走一趟。

　　预约门诊非常顺利，经过一系列的检查，张老伯开始使用高血压药物。服药期间，张老伯也"乖"了许多，一有不适就上线咨询专家。专家根据张老伯的症状和血压波动的情况，进行了个性化的药量调整。医院开的药物只有一周的量，一周后药物吃完了，张老伯感觉不错，但是懒得再去医院配药。于是，张先生就帮张老伯在慢病专家工作室下单配药，2 个小时后，快递送药上门，真的十分方便。一个月后，月报如期而至，张老伯的血压终于平稳了。张老伯看到这个结果十分开心，立刻上线感谢帮助了他的医生，并答应医生继续健康饮食和生活，保证血压不报警。

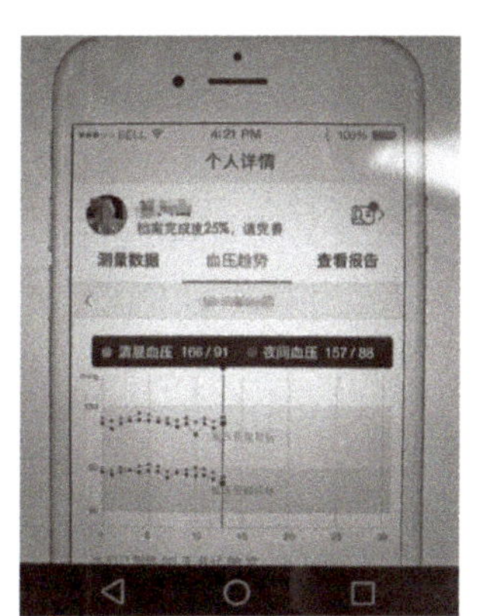

▲"高博士"上的患者血压趋势图

（陈　岚　谢　红）

六、宝宝身边的实时"健康管理专家"

几乎每个妈妈都有过带孩子看病的难忘经历，尤其是在"北上广"这些大城市，当地的儿童医院不但汇聚了大量本地患者，而且有众多不远千里慕名而来的外地家庭，拥挤不堪。看一次病，分诊排队、挂号排队、诊查排队、抽血排队、取药排队、输液排队，90％以上的时间都在排队等待中度过，而医生接诊的时间只有3～5分钟。

现如今有了互联网医疗，70％～80％的轻问诊可以通过在线 APP 解决，年轻父母可以依托互联网这个媒介获得初为父母必备的常识，做到科学育儿。孩子生病了也不用过度焦虑，可以随时随地在线咨询医生，小毛小病足不出户，在家就能解决看诊、购药和回访的一系列问题，也解决了偏远地区因为距离限制而看病难的问题。

除了看病以外，父母还可以在移动医疗平台上实时进行生长发育监测。

早上，丁妈妈收到一条消息："您好，丁女士，今天是丁丁生长发育指标复测的日子，您今天为丁丁测量身高、体重和头围了吗？"

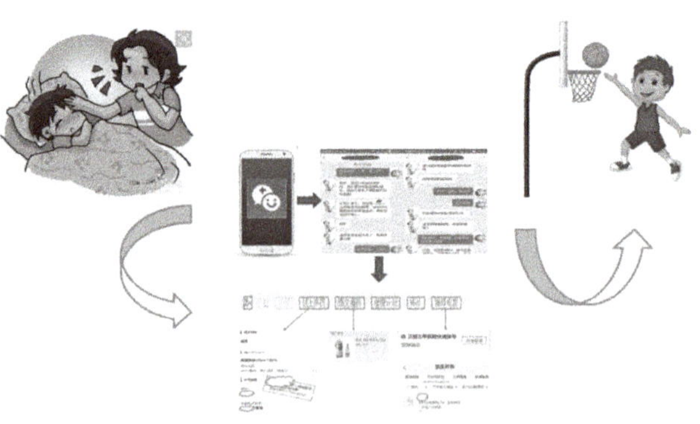

▲客户手机端＋线上电脑问诊端

　　原来，自从丁妈妈在"平安好医生"线上咨询了"丁丁有点矮，不爱吃饭、偏瘦"的问题后，丁妈妈每个月都会收到这个移动医疗平台的回访短信。通过丁丁的身高、体重和头围等发育指标，该平台为丁丁制作了在线可查的生长发育曲线图，随时对孩子的生长发育进行指导干预。

　　目前常见的移动医疗 APP，在咨询过程中，医生与家长可以通过文字、语音、图片甚至视频进行交流。医生详细了解病情后做出初步诊断，结合每个宝宝的病情和生理特点给出合理的药物使用建议，甚至可以开出电子处方，部分地区可 1 小时送药上门。同时，可结合家庭生活习惯和病情给予合理的生活护理建议，并告知如何评估病情严重程度，出现什么样的病情变化需要及时到医院就诊。并且，会告知合适的就医流程、就诊科室及专家，还可以在线上直接挂号。患者到了线下医院也可得到协助就诊服务，这将大大缩短就医等候时间、避免错误挂号的发生。

　　实地就诊后，患儿家长对于线下医生的诊疗及用药如有不明白之处，可以随时咨询线上医生，做到线下线上双重解释、双重把关；另外对于疑难复杂病例，还可以通过远程会诊做到多地儿科专家及时会诊，解决实实在在的难题。

　　患者的咨询记录会在 APP 平台作为案例保存，建立起健康档案。当患者再次问诊时，可以随时调取既往的案例，了解患者的既往史，有助于目前疾病的判断与诊疗方案的制订。尤其对于儿童生长发育的监测、慢性疾病的管理而言，优势不言而喻。

　　互联网医疗无疑正在颠覆传统医疗的工作常规，通过线上＋线下医疗相结合，建立更强大、更便捷、更全面的健康生态圈，每个宝宝身边都可以有一位贴心的、专业的、实时的"健康管理专家"。

（李亮亮　谢　红）

实｜操｜篇：｜达｜人｜教｜程

七、利用互联网预约挂号的两大方法

生活实例

王先生患有糖尿病，3 年来坚持到上海交通大学附属第六人民医院内分泌科进行随访，病情控制相对稳定。然而每次到医院，排队挂号实在是一件特别烦心的事，排队等待时间长不说，还有可能挂不到自己心仪医生的号。王先生想：有没有办法不需要排队，在网上就能挂到我要的专家号呢？

答案是肯定的，在互联网日益普及的今天，网上挂号可以轻松实现。接下来就以上海交通大学附属第六人民医院为例，手把手教你如何实现网上挂号。

方法一：医联预约平台

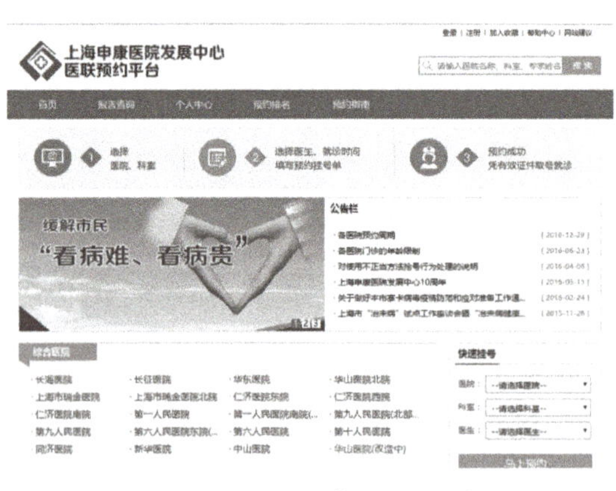

▲医联预约平台官方网址界面

（1）打开浏览器，输入网址 http://yuyue.shdc.org.cn/，打开医联预约平台官方网址。

（2）登录医联预约平台账号，第一次使用请先实名注册账号。

（3）用户登录成功后，即可选择医院。进入该医院界面后，再选择科室。

（4）然后选择专家、专病或者普通医生。这里以预约专家为例，点击"预约"按钮。

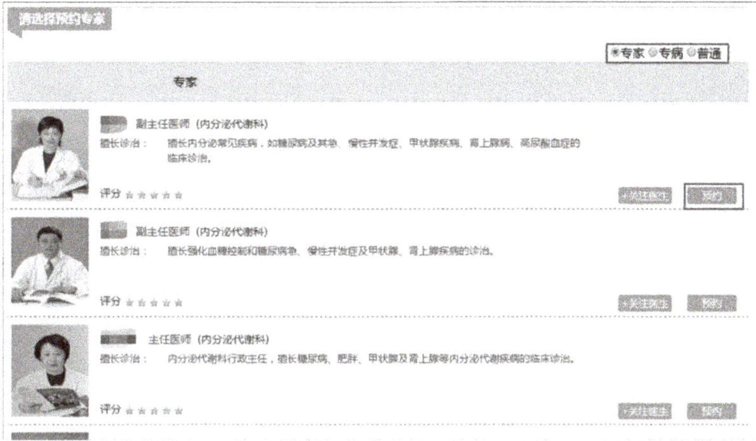

▲预约专家界面

（5）选择预约时间。下方数字显示"已约号数/总号数"，如果已约满，会提示"已满"。接着选择时段，点击"下一步"。

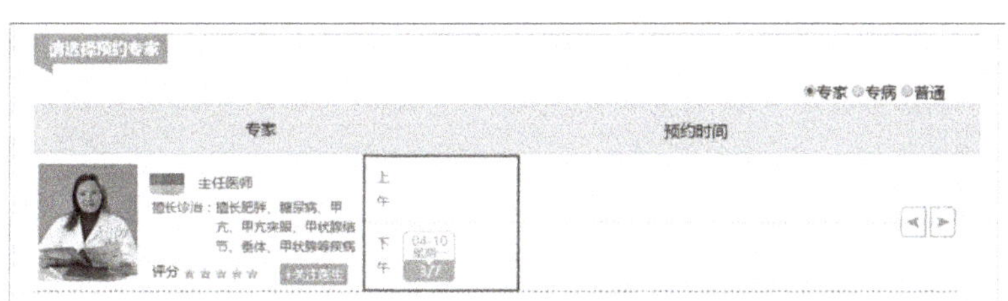

▲选择预约时间界面

（6）确认预约信息。确认姓名、电话、证件号码等个人身份信息，点击"获取验证码"按钮，验证码会发至你的手机中，填入验证码并点击"提交"按钮。

（7）预约成功。

特别提醒

由于各医院号源紧张，如果预约时间不能到医院就诊，请一定记得取消预约。进入"个人中心"，选择"我的预约单"，点击"取消预约"按钮，就能取消预约到的专家号了。

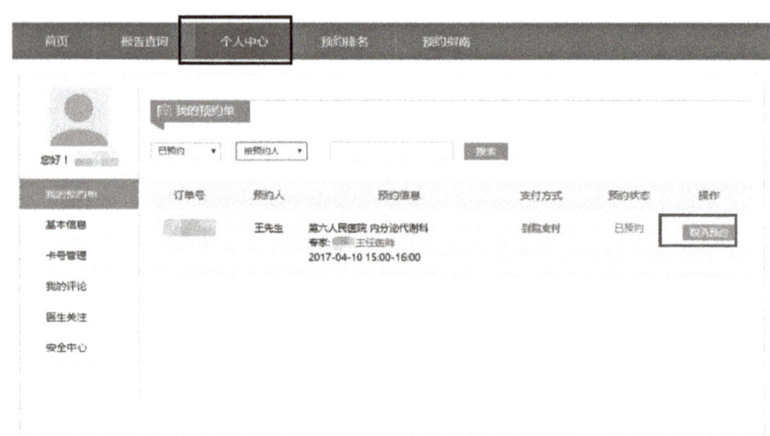

▲在"个人中心"取消预约

方法二：微信预约

（1）打开微信，点击"通讯录"→"公众号"→"添加（＋）"按钮，进入公众号搜索页。

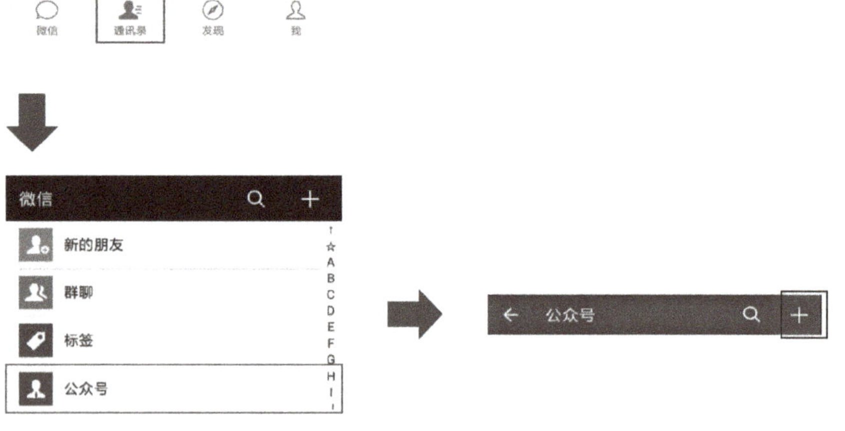

▲微信公众号搜索页面

（2）搜索并关注"上海市第六人民医院"官方微信公众号。

（3）进入微信公众号，点击"预约挂号"按钮。第一次使用会进入用户注册界面，请先进行实名注册。

（4）进入预约挂号界面，可选择普通门诊、专家门诊、专病门诊、特需门诊、专病专家门诊进行挂号预约。这里以预约普通门诊为例，点击"普通门诊"按钮。

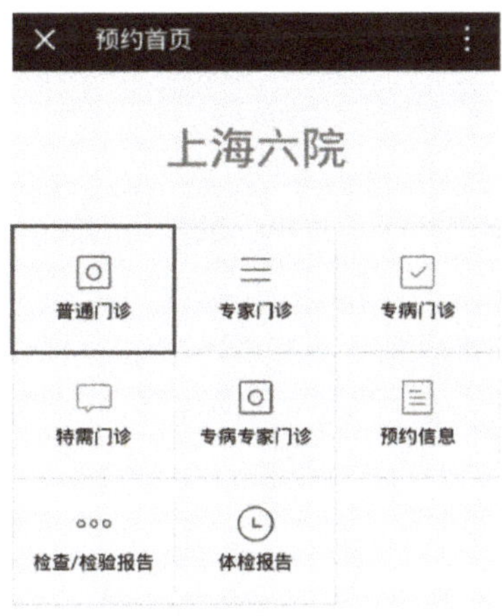

▲选择服务项目

（5）选择预约科室、预约时间以及预约时段。

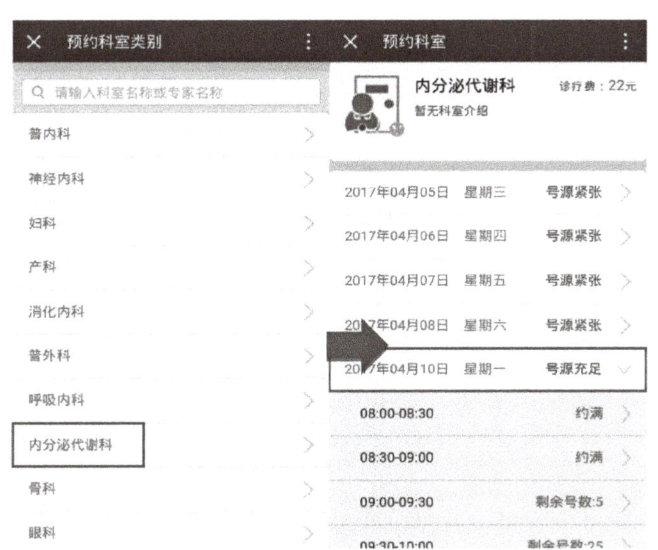

▲预约科室和时段

（6）确认预约信息以及姓名、身份证号等个人身份信息，点击"确认预约"按钮。预约成功！

特别提醒

如果预约时间不能到医院就诊，请一定记得取消预约。进入"预约首页"，点击"预约信息"按钮，查询已经预约成功的预约信息。在预约信息的最下面有"取消预约"按钮，点击按钮即可实现取消预约。

通过互联网预约，患者可以足不出户就预约到想要的专家号，免去了在医院长时间排队挂号的烦恼，也可以灵活安排自己的就医时间，很大程度上提高了患者的就医效率。对于医院来说，推出互联网预约服务，能极大地缓解医院窗口大排长龙的情况，改善了患者的就医环境，也提高了医务人员的工作效率，提升了诊疗服务质量。

（陈　霆）

八、新华医院 APP 预约门诊及挂号指南

对很多人来说，看病最痛苦的事莫过于去医院排队挂号。挂号难，挂专家号更是难上加难。而如今，一大早去医院窗口排队挂号已不再是患者看病的唯一方式，很多医院有了自己的 APP，可通过手机实现预约、挂号、付费、就医查询、健康管理等一系列服务，上海交通大学医学院附属新华医院官方 APP——"新华 E 院"就可以完成上述功能。

（1）在手机上安装好"新华 E 院"APP，打开 APP，点击主页面右下角"个人中心"进入登录页面，点击注册，同意用户注册协议，以手机号码＋密码设置即可完成注册。

（2）输入账号及密码登录，进入"个人中心"；点击"持卡人管理"；点击"添加持卡人"，并完善持卡人信息；

（3）点击"添加就诊卡"即可绑定就诊卡（初诊患者无就诊卡可略过此步骤）。

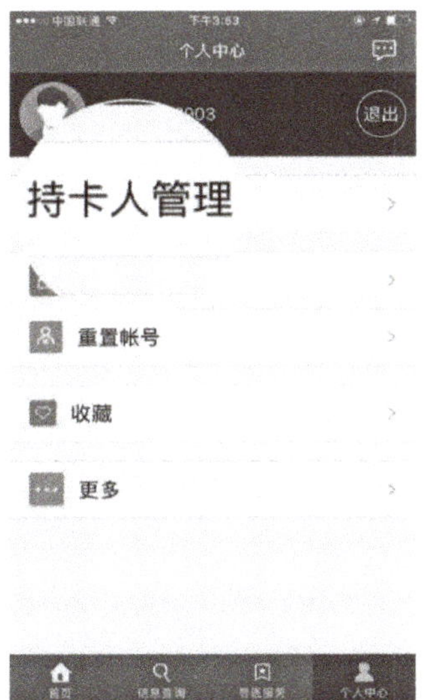

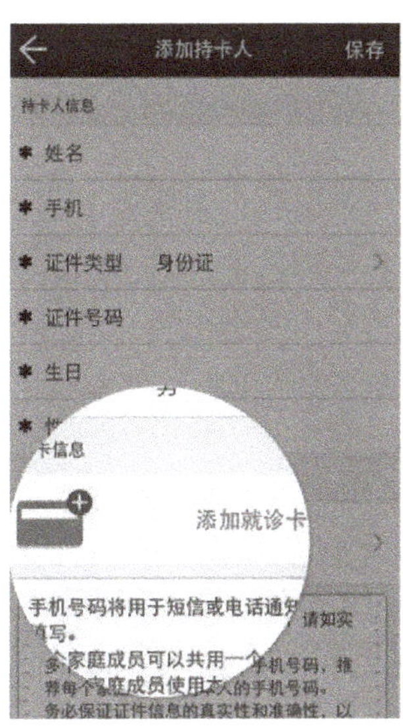

▲绑定就诊卡

（4）返回首页,选择"手机预约"→"普通门诊"或"专家门诊"→科室选择→就诊医师选择→就诊时间选择→确认信息,点击"去预约"→对应就诊卡选择→确认预约。同时系统会给你注册的手机发送一条预约短信,依照短信,初诊患者(未在新华医院就诊过)就诊当天提前到窗口现场缴费挂号就医即可;复诊患者(至少在新华医院就诊过一次)就诊当天通过手机在预约记录中确认预约即可就医,免去了排长队挂号的烦恼。

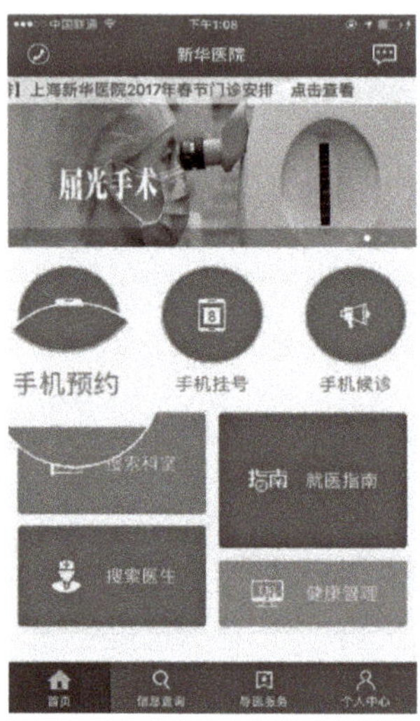

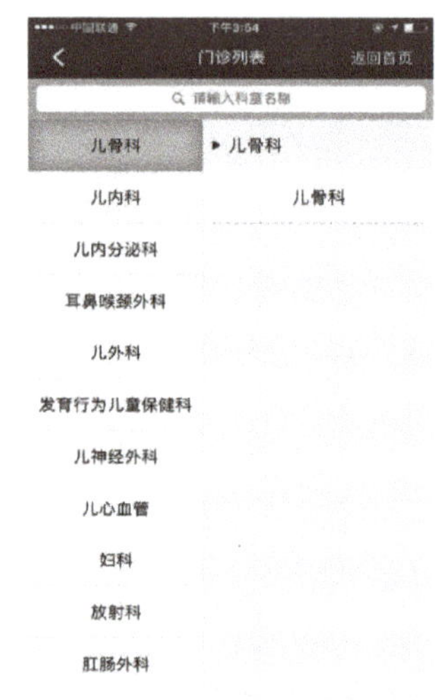

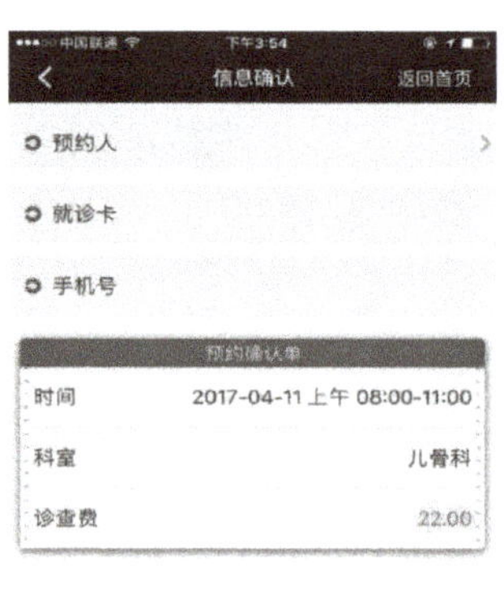

▲ 预约挂号

当日挂号的话，首页选择"手机挂号"，接下来操作方法同手机预约。不支持初诊患者以手机当日挂号就诊。复诊患者中的医保患者凭本人的医保卡、社保卡或医联卡等有效就诊卡，拿着手机挂号成功后获得的就诊序号就可以直接去就诊，无需再到窗口排队付费取号；自费患者可在手机挂号时通过支付宝或银联卡在线完成支付。

伴随信息化的高速发展，通过微信、APP 等形式进行预约及挂号已是大势所趋，这种新形式的就医服务很大程度上提升了患者的就医效率，彻底解决了患者"挂号排长龙"的困扰。并且在一定程度上促进了"实名制"的推行，有利于就医环境的改善，受到了不少患者的肯定和欢迎。当然，医院开放预约诊疗服务，也有利于医院提升管理水平，提高工作效率和医疗质量，降低医疗安全风险。

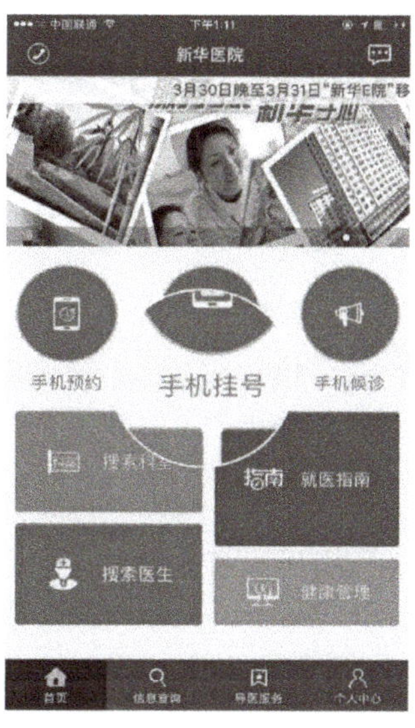

▲当天手机挂号入口

（张　韬）

九、"二次诊疗"的互联网应用

大家可能认为互联网医疗咨询、预约挂号等服务只能解决小毛小病，其实疑难重病一样可以通过互联网来协助诊治，这里就要提到一个新名词：二次诊疗。

二次诊疗是什么

所谓二次诊疗服务，也称"第二诊疗"，是指在个人罹患疾病或遭受意外伤害已经获得诊断（也就是第一诊疗意见），或者已住院治疗，但由于种种原因没查清楚病因，希望获得下一步诊断治疗方向时，可以通过互联网技术，获得国内外该领域专家的诊疗意见，并获得专业的书面医疗建议。二次诊疗服务主要针对危及生命或改变生命状态的重大疾病，如肿瘤、先天性心脏疾病等疑难重症。

就我国目前的国情，最优质的医疗资源主要集中在少数几个一线城市（以北京、上海、广州为主），而生了病的百姓绝大多数会首先在家门口的医院看病。患者经常会问：我接受的治疗是最合理、最正确的吗？国内外有没有最新的治疗方案？这个问题我们是不是应该问问这方面的权威专家？

针对患者的实际需求和困难，如果患者住院的医院有连接大医院的远程会诊条件，可以通过远程诊疗满足患者的需求。但如果该医院没有远程会诊条件，患者还有其他的选择吗？目前，国内有保险公司以移动医疗平台为依托为客户提供二次诊疗服务，即使客户经治的医院没有远程会诊条件，也可以帮助客户获得国内外顶级的医学专家的二次诊疗意见，协助当地医院治疗，减少误诊误治。

二次诊疗如何操作

二次诊疗服务实际并非是什么新鲜事儿，国外医疗机构或者知名医生很早就开始提供此项服务。如今随着互联网移动信息技术的运用，以往开展二次诊疗服务中存在的一些技术问题也得到了很好的解决。

（1）数字化影像资料通过互联网进行传输，避免了以往需要邮寄影像资料而导致的低效率，甚至过程中可能发生的资料损毁。

（2）移动医疗平台全职的专科医生会非常详细地了解患者情况，代表患者接受专家会诊；还可以在会诊现场连线患者，使患者拿着手机、足不出户就可以和专家面对面交流。

（3）专家仔细查看专科医生带去的资料，结合患者的病情，可以不通过远程会诊系统就对患者进行二次诊疗。

（4）承担二次诊疗的专科医生会上传经专家确认过的二次诊疗书面报告，患者在手机上可以查阅报告。承担二次诊疗的专科医生还会电话联系患者进行报告解读。

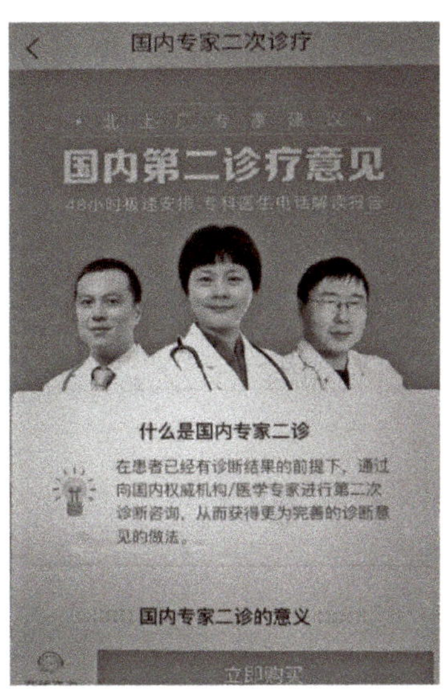

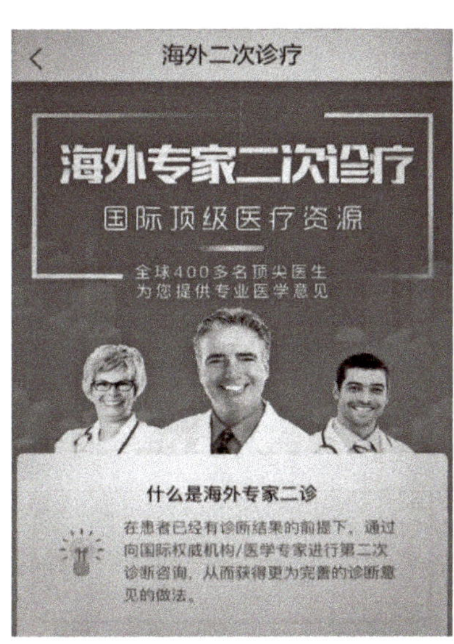

▲"二次诊疗"的互联网应用

一般而言，有以下几种情况的患者推荐二次诊疗服务：①第一诊断医生建议手术，而手术本身可能存在风险或者疗效不确切；②第一诊断时患者被诊断出患有严重疾病，如癌症等可能危及患者生命的疾病，希望专家会诊提供帮助；③第一诊断医生建议患者进行某种治疗，但患者自己不清楚，甚至有异议的，通过二次诊疗可以打消患者的顾虑，尽快接受正确治疗；④经过住院治疗但由于种种原因没查清楚病因，希望获得下一步诊断治疗方向；⑤患者本人对治疗效果期望值较高，或者经济条件好，希望去国内顶级医院甚至去国外接受先进治疗。

综上所述，互联网医疗结合线下优质医院和专家，对于疑难重大疾病也可以通过二次诊疗服务帮助患者得到快速、准确、优质的医疗服务，帮助患者寻找到适合自己的名医、名院；解决患者"病急乱投医"、奔波大城市寻医的痛苦；避免盲目前往国外治疗最后无效而归，甚至有的患者病逝他乡。

（谢　红）

十、徐汇云医院患者端使用指南

徐汇云医院是基于移动、互联、传感技术的，由专职、专家医生及健康护理团队全年 365 天 24 小时无休坐诊的、医患间"视频面对面"的诊疗及健康服务平台。

▲"上海徐汇云医院"APP

患者端使用步骤与操作流程

（1）手机扫描"上海徐汇云医院"APP 二维码，或 PC 端输入 IP 地址 http://139.196.39.78/。

（2）患者端入口，注册（一定要实名注册），登录。

（3）点击"我要看病"，根据"科室、疾病"选择医生；如只需咨询、购药或预约体验，可点击"我要咨询""我要购药"或"我要体检"。

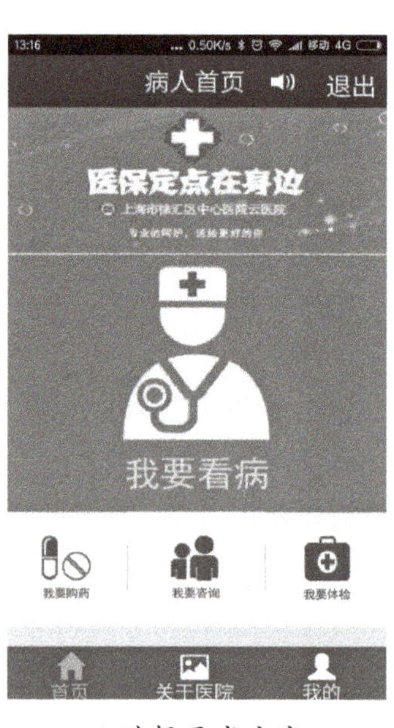

▲选择需求内容

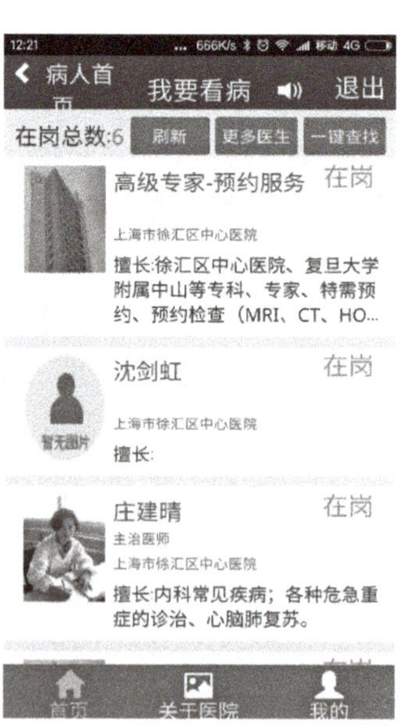

▲选择科室与医生

（4）候诊。点击"拍照"或"拍视频"，上传相关病历资料、自测血压等参数。

（5）医生接诊。可通过视频、音频就医，获血压等实时参数。

（6）医生得出诊断，处理安排或开具处方，结束就诊。

（7）打印处方或输入取药机构代码验证，药房取药；接受预约线下服务。

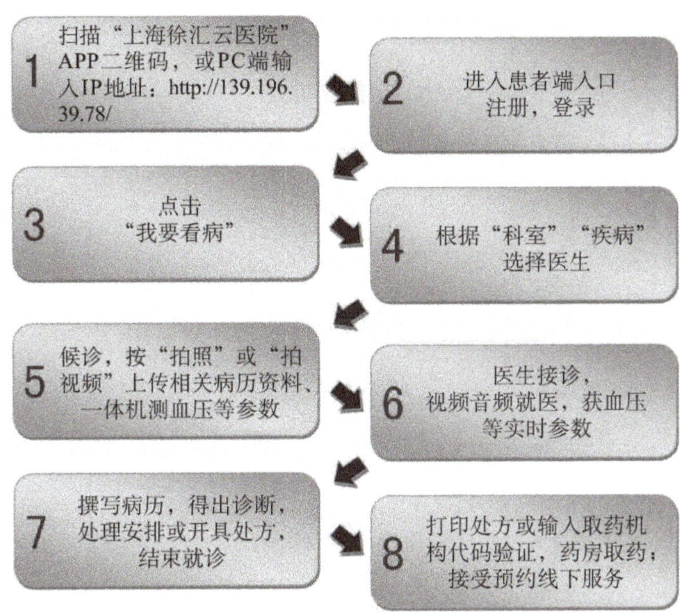

▲"徐汇云医院"患者端操作流程简图

问题解答和注意事项

（1）注册时注意什么？采用实名制注册，需要本人的身份证等真实信息才能注册账号。

（2）线下如何对接网上的服务？徐汇云医院可以在网上预约、支付等。对于购药，在线上支付成功后，可以选择到指定的药店拿药，也可以选择送药到家。预约的专家可直接就诊，无需挂号；预约的化验及检查可直接进行，也无需挂号。

（3）怎样调阅电子病历？所有就诊过的患者，他们的电子病历都会自动在云医院系统中保存，患者可随时阅读自己的电子病历。对于医生来说，在医生端，也可以看到患者过去的病史和就诊情况。

（4）云医院医护等工作人员资质如何？所有云医院医护工作都有具有工作资质，在上海市徐汇区中心医院登记备案后方可在徐汇云医院进行健康服务。

（5）除就医外，是否还有其他方面的健康服务？云医院除了医护人员在岗外，还有诸多的健康服务人员，如影像、超声、营养、护理等方面的专业人员，可随时提供服务。

（6）如何收费？为鼓励大家使用云医院，培养就医新方式，目前线上服务实施全免费，线下服务优惠收费。

（朱　福　周志文）

CHAPTER THREE

移动医疗

扫｜盲｜篇：｜概｜念｜概｜况｜

一、移动医疗打开医院的围墙

移动医疗，即 Mobile Health 或 mHealth，是指通过使用移动通信技术（如 PDA、移动电话和卫星通信）来提供医疗服务，通常是基于 Android、iOS、Windows Phone 等移动终端系统的医疗类应用为主。简而言之，借助手机、平板电脑等无线移动设备，用以提供医疗服务，这样的医疗服务，我们称之为移动医疗。

移动医疗是由现代移动通信和互联网技术的发展而催生的，是充分利用移动互联网通信技术来提供体检、保健、疾病评估、医疗、康复等健康管理服务，可以被看作是通过移动网络和智能移动终端来提供医疗和公共健康服务的实践。

移动医疗迅猛发展

在 20 世纪 90 年代，国外的一些医生护士利用平板电脑来记录患者体征数据，可以说这是最早的移动医疗。2003 年，随着手机的普及，"移动医疗"这一概念首次提出。2010 年，移动医疗走红国内外。近年来，随着信息化技术以及无线网络、4G 的发展，移动医疗炙手可热。2015 年开始，移动医疗呈爆发性增长，2016 年市场规模更是达到 105.6 亿。

在国外，移动医疗业务发展迅猛，美国、日本等国家都已进入精细化服务阶段。集中表现在通过感应系统及诸多物联网技术采集信息，再通过智能手机、iPad 等移动终端显示、分析和传递信息，并将此方面的服务应用到紧急医疗救护和慢性病的病情控制，例如测量心电图、血糖、血压等参数的便携式感知终端为医疗提供便利服务。国际电信联盟和世界卫生组织联合推出"移动医疗计划"，旨在鼓励各国政府和相关机构，针对吸烟、酗酒、不健康饮食和缺乏运动等非传染性疾病的生活方式，利用手机技术宣传这些不良生活方式可能带来的危害，帮助各国抗击非传染性疾病。

在国内，针对移动互联网流传着这样一句话，"只要站在风口，猪也能飞起来"。今天，移动互联网已经在全国掀起一阵产业风潮，对产业发展产生了深远的影响。院内的业务想做出去，院外的业务想冲进来，"风口"与"围墙"，演绎了互联网时代背景下新的围城故事。健康产业、医疗卫生领域也置身其中，从2014 年被称为移动医疗元年开始，短短两年时间，以 BAT 为首的互联网企业群雄逐鹿，纷纷在医院外围做好了布局并尝试打开医院围墙，让院外的服务走进去，让院内的信息流出来。一时间，"未来医院""智慧医院"仿佛让我们看到了"互联网＋医疗"的蓝图：预约挂号、移动支付、网上配药直送，一定程度上给患者就医带来了便捷，提高了就诊效率。

在这样的外部环境推动下，一些医院的围墙也渐渐打开，如浙江大学医学院附属邵逸夫医院的"纳里健康云医院"、广东省第二人民医院网络医院、宁波云医院、武汉市中心医院云医院、乌镇互联网医院等，依托"互联网＋"的方式开展远程轻会诊，对高血压、糖尿病等慢性病患者开展远程门诊、线上问诊、网上开处方、线下药品配送等服务，既实现了便民惠民服务，又达到了助医慧医的效果，提高了优质医疗资源对外辐射的能力。同时，通过移动端的医-医互动，带动了高年资医生对低年资医生的带教效应，提高了社区全科医生、家庭医生的诊疗服务能力，有利于优质医疗资源的下沉，对深化国家医改起着推进作用。

无论是站在"风口"，还是跨越医院"围墙"，都需要超越 PC 时代的原有模式和思维，推动医疗健康服务的创新，打造高效、便捷和"以人为本"的医疗健康服务体系，这既是"互联网＋医疗健康"面临的挑战，也是一次重大的发展机遇。

移动医疗为我们提供的服务

在国家大力推动"互联网＋"的大政策背景下，移动医疗也得到了极大的发展。那么移动医疗能给我们提供哪些服务呢？目前具体有哪些典型应用？下文主要按照疾病发生发展的场景顺序来介绍移动医疗所提供的医疗服务，场景包括疾病发生的先期咨询、决定就诊的预约挂号、住院、日常慢性病的管理、自我健康的管理等。

（1）移动问诊。据调查，相当一部分人在感觉身体不舒服的时候，并不会选择立刻去医院就医。究其原因，大致是因为觉得去医院比较麻烦、太忙没时间去医院，或者觉得是小问题可以自愈。但我们都知道，有时候小病不医的后果会很严重。那如果此时有一位学医的人，我们可以直接把症状向其描述下，根据他的判断再决定要不要去就诊，是不是就省去了一些麻烦呢？移动医疗的移动问诊服务就提供了这样的便利。

患者可以通过移动问诊，目前主要是在一些网页或手机软件上，简单描述自己的症状；也可以拍摄患部图片并上传，通过留言的方式发送给医生，然后等待医生空闲时回复，让医生充分利用自己的碎片化时间，既解决了诊前信息不对称问题，也提高了医生的收入。另外，也可以直接在线联系医生，通过语音甚至视频的方式进行交流，这种简单的问诊也称之为轻问诊。如果医生判断只是小问题，那么就免去跑一趟医院的麻烦了。但弊端是由于患者的描述模糊或图片不清晰、失真等问题会影响医生的判断，导致医生倾向于作出保守型回答：建议前往医院做进一步的检查。

问诊是疾病发生后需要采取的第一步行动，移动问诊作为移动医疗的入口环节，为医患双方搭建了一个沟通交流的平台，有助于减轻医院人流量压力，改善医疗资源分配不均问题。

（2）预约挂号。如果咨询后，医生建议去医院详细检查，或者自己确实不舒服，认为有必要去医院，下一步就是挂号了。现在，不少大城市都推出了网上预约挂号统一平台，比如微医（原挂号网）这样的网站，我们可以直接在网上进行预约挂号，普通门诊、专家门诊都可以预约，能够帮助患者减少很多排队时间。预约成功后，手机会收到一条短信，短信上明确告知预约当天就诊的时间段，且精确到半小时。比如某患者预约周六就诊，那么预约短信上可能会显示让你周六9点至9点半到，那么该患者只需在指定时间段到达，即可完成一系列流程，甚至会有种"插队"的错觉，因为医院是优先诊治预约类患者的。

另外，比如你预约了下周三的门诊，那下周二还会收到第二天有预约门诊的短信提醒，这样的服务是不是很周到呢？需要注意的是，如果第二天临时有事，一定要记得提前一天取消预约！否则当心进入医院预约黑名单，从而影响下一次网上预约。

（3）就诊环节。门诊患者可以通过相应的手机软件来查看排队进展、缴纳费用，这有利于改善"三长一短"的问题。如果病情比较严重，医生可能会建议住院治疗。目前，医院的信息化水平越来越高，医院内部有许多信息系统，这里简单介绍几个子系统：医学影像系统里存储着患者的影像类资料，比如磁共振图像等；实验室检验系统里存储着各种化验检验的报告；医嘱处理系统是住院医生用来开医嘱的；医生、护士移动工作站是医务人员的个人工作应用，医生和护士可以直接通过移动医疗来随时随地地查看管辖内的患者的情况。

以医生移动工作站为例。医生移动工作站其实是安装在平板电脑上的一个软件，医生查房时直接带着平板电脑，就可以通过系统的连接简单快速地查看患者之前所做的所有检查结果。询问当日的一些情况后，当下在患者床边开好医嘱让护士去执行，防止忘记或遗漏。由于医生查房肯定不止一位患者，这样高效率的方法，既减轻了医生的工作负担，也减少了医疗差错的可能。

（4）信息服务。出院或门诊诊疗之后，如果医生开了药，患者肯定是要按照医生的嘱咐服用。但是年轻人因为工作忙、老人因为记性不好，所以按时吃药是个问题。移动医疗可以定时打电话、发送短信或直接通过软件弹出消息来提醒患者：该吃药了。泰国的一项研究表明，定期给肺结核患者打电话提醒患者吃药，可以让药物依从性提升到95％。另外，如果同时在服用其他药物，只要软件上有记录，软件就会自动监测药品之间是否有冲突，存在冲突时会预警。除了提醒吃药，像小孩子打疫苗、该复查了，以及日常体检，这些都可以提供提醒信息服务。

另外，前面我们提到患者住院时，医院会进行电子档案记录，对于这些记录，患者本人都是有权查看的，比如美国患者可以通过 blue button（蓝色按钮，美国的一种医疗机构信息可查询标识）来查询自己的病历档案。目前国内还没有开始实行，但相信不远的将来，当相关法律与制度完善后，我们也能够做到。

（5）慢性病的管理。21 世纪，慢性病已经代替传染病成为我国主要的公共卫生问题，糖尿病、高血压、心脑血管疾病，对于这些慢性病，最好的治疗模式是医患协同。医生进行诊治、开药后，最重要的是进行定期监测及干预；但医生并不是患者的私人医生，这就需要患者进行自我管理。移动医疗很好地完成了此环节中的医患沟通及信息传递。

以糖尿病为例，患者需要定期自我监测血糖，根据疾病的轻重程度，各人需要测量的次数也不同。市场上有各种各样的血糖仪，无创的、微创的、进阶版的血糖仪可以自动存储每次测量所得数据，患者在手机中安装一个相关联的软件，自动接收血糖仪每次测得的数据，便可以查看历史数据、血糖变化趋势。下次拿药或复诊时，医生便可以查看该患者的往期情况，以此来调整用药方案及其他医嘱。另外，还有一种 24 小时监测血糖的无创仪器，比如美国 Cygnus Inc. 公司的手表血糖仪，如果血糖值超过预先设定的水平，会自动报警。

（6）移动健康管理。相关研究表明，肥胖、饮食、作息不规律是导致慢性病的风险因素，现在越来越多的人也开始关注健康管理了。

以饮食管理为例，我们可以通过安装的手机软件来记录每天的饮食，每一餐都记录，就像记日记一样。软件可以进行营养评估，给出评估结果：某种营养素缺少、肉类太多等，帮助用户改正不良的饮食习惯。用户根据评估结果作出相应的饮食调整，软件也会根据用户达到的营养均衡程度给予奖励。软件还可以智能地向用户提问，如吃饭前的饥饿度等，以此更全面地给出饮食建议。

更好的健康管理，必须要有相关的知识体系来支撑。如今微信上各式各样的养生类文章铺天盖地，真假难辨，我们需要认准知识来源。

除了自我管理，教育宣教也是移动医疗的特色功能之一，通过手机短信、微信公众号消息推送等途径，医疗机构可以将日常医学常识、养生知识、流行疾病的暴发及注意事项等健康资讯分享给居民。

（7）可穿戴设备。顾名思义，可穿戴设备是指可以穿在身上或是戴在身上的设备，那么这样的设备必然是比较小、比较轻，否则穿着不舒服、戴着不方便。其主要功能是体征监测，如脉搏、心率、血压、血糖、睡眠状况等各种生理信号，当某项指标超出预设时报警，且能够 24 小时不间断工作。可穿戴设备形式包括腕表、背心、腰带、眼镜、鞋袜等，目前最流行的是腕表类，用于记录运动数据。

这些可穿戴设备帮助用户记录个人各项生理指标，可以让用户据此调整个人行为，也可为日后医生的诊断提供参考依据。

结语

移动医疗因其移动终端的便携而给医务人员和患者带来了诸多便利。目前市场上的医疗类 APP 也是纷繁芜杂，其中包括"春雨医生""丁香园""好大夫在线"等较成熟的领跑者，几乎囊括了轻问诊、门诊预约、健康管理等常见需求。然而在移动医疗发展得如火如荼的当下，挑战也随之而来。目前国内的无线技术发展也不够成熟，软件收集了个人健康数据，如何保护患者医疗隐私的问题，用户对于各类软件和智能设备的操作使用问题，这些都值得思考。挑战总是与机遇并存，积极改变、勇于迎接挑战，我们才能抓住机遇，享受到先进技术带来的便利！

（于广军）

—— 专家简介 ——
于广军

于广军，儿科学硕士，卫生管理学博士，卫生管理研究员，博士生导师。现任上海市儿童医院（上海交通大学附属儿童医院）院长，上海交通大学中国医院发展研究院医疗信息研究所所长，上海市医学会互联网医疗专科分会主任委员，中国医院协会信息专业委员会常委。长期从事卫生政策、医院管理、区域卫生信息化、儿童保健等理论研究和实践管理工作。

案例篇：新奇"网事"

二、智慧医疗促进肿瘤患者自我健康管理

"你好，我叫大白，是你的私人健康助手。我察觉到你需要医疗护理。从一级到十级，你的疼痛指数是？"这是电影《超能陆战队》里的智能机器人大白的经典台词。如今，上海国际医学中心已经把这样的场景变成了现实。

　　吴女士是一位肺癌患者，在她口袋里的智能手机上装有一个特殊的 APP。打开 APP，点击"疼痛自测"，就可以看见三维人体图像，吴女士可根据自己的疼痛部位点击相对应的图像部位，并按 0～10 评估疼痛感受，分数越高，疼痛越严重。

　　吴女士在手机上按下分数，医生在手机或电脑上就可立即看到吴女士的疼痛情况，以便及时处理。如果没问题，系统会自动回复吴女士温馨话语；如果评分超过警戒值，医生会马上去病房了解吴女士的情况；如果吴女士在家中，医生会打电话进行了解。这就好像远程查

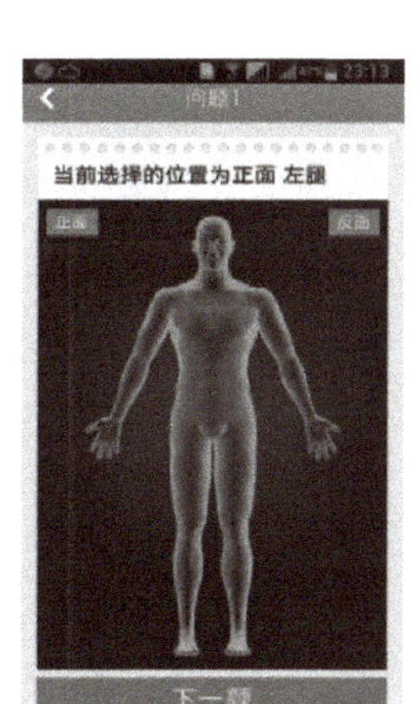

▲三维人体"疼痛自测"

房，现在这个版本已经是 4.0 了，每一次更新与修改，都是为了让产品更人性化、使用起来更加便捷。

　　我们团队开发的国内首款"肿瘤患者疼痛管理 APP（应用程序）"，利用移动

医疗技术,在国际上首次建立了癌性疼痛的智能化随访模式,为患者,特别是出院患者,提供远程随访和自我评估检测,培养患者自我健康管理的意识,让他们得到更加多元、更加立体的治疗。

另外,这个 APP 还强调生活质量的评估。KPS 评估(体力状况评分标准)和生活质量评估的调查问卷,按照国际统一标准设置,基本都是选择题,便于操作。这些数据会收集到系统后台,患者只要在手机上依次选项,后台就可以对测评分数进行分层。如果评分≤4,系统会及时给患者正面反馈,告知目前状态不错,有利于患者对自己的健康状态做到及时了解。当评分发现患者的情况达到无法自己控制的严重程度时,医生会主动干预。

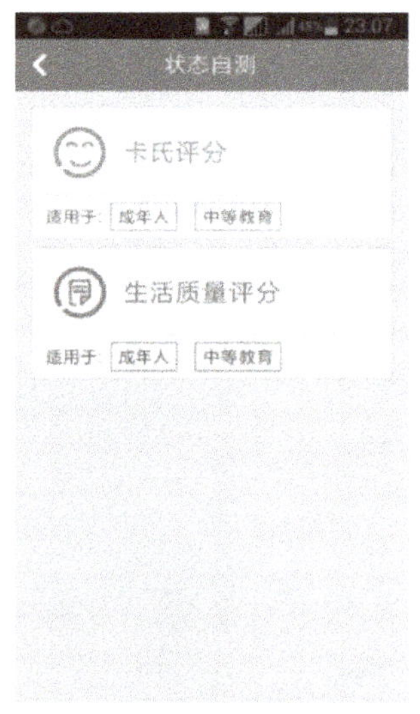

▲患者状态自测界面

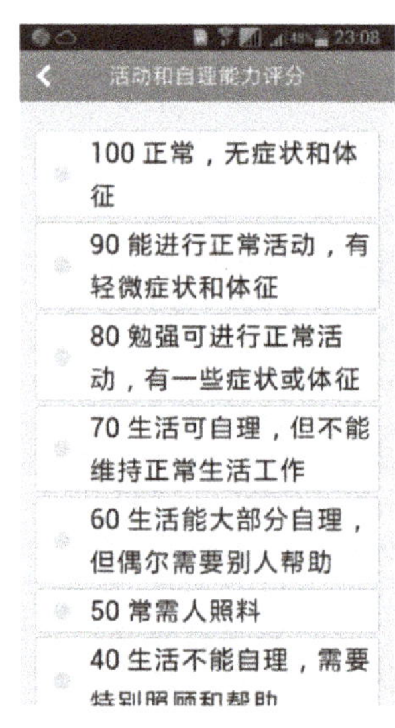

▲活动和自理能力评分界面

经过 3 年发展,这款 APP 不断更新换代,目前有 800 多位注册患者。癌痛管理只是一个开始,肿瘤管理 APP 的核心是细节服务之中的人文关怀,是临床治疗之前的健康管理,引导大众逐渐形成一种良好的自我健康管理习惯,及时发现疾病,促使大家改变传统的就医观念,以获得更多的社会效益。

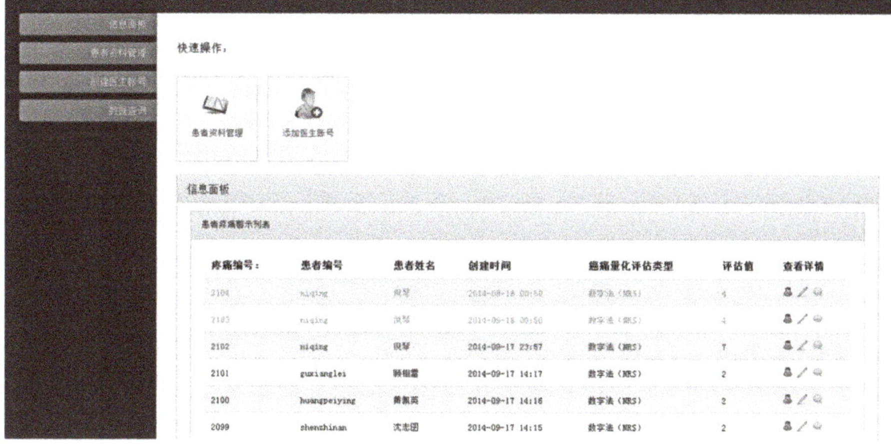

▲患者疼痛管理操作界面

（丁　罡）

— 专家简介 —

丁　罡

丁罡，医学博士，主任医师，上海国际医学中心行政院长，上海市卫生和计生委肿瘤学重点专科学科带头人及卫生系统优秀学科带头人。中国神经科学学会理事、中国生理学会疼痛转化研究专业委员会副主任委员、中国研究型医院学会社会办医分会副会长，QSHE（质量安全环境健康）专业委员会副主任委员。

三、移动智能血压计改变高血压患者生活

　　作为诊室血压的补充，家庭自测血压能帮助医生更好地诊治高血压，也能够让患者更积极地管理血压，还有助于医生评估患者的疗效。但是传统的家庭自测血压也有其局限性：患者可能测不准、记不全血压数据，有人不能长期坚持测血压，还有人没有机会让医生认真阅读、分析自己的记录，最后白忙活一场。随着移动科技的发展，由互联网、智能手机、带有远程传输功能的智能血压计构建而成的血压智能管理系统改变了这些不足。

　　67岁的章老伯患高血压多年，儿子章先生听主治医师说，血压计现在都"智能化"了，可以和患者、家属还有医生的手机同步，于是今年给章老伯买了智能血压计，让老爸开始规律测血压。这天晚上8点，章先生正在看书，手机响了。一看是爸爸的主治医生打来的，章先生很奇怪。

　　"刘医生，有事吗?"

　　"章先生，您父亲和您在一起吗? 他血压高达220/115毫米汞柱，非常危险!"

　　章先生一听慌了神，立刻冲进章老伯的房间，发现章老伯已经昏倒在床上。章先生立刻叫了救护车，医院检查发现章老伯突发脑出血，还好就诊及时，经治疗康复出院。

　　原来章老伯自己感觉不错，擅自停服了降压药。当晚回房后感觉头晕，就用家里的智能血压计量了个血压，正打算取药服用时就晕倒了。医生端的刘医生很快从系统传回医院的数据中发现了他血压异常升高，立即通知家属，挽救了章老伯的生命。

智能血压计能提醒患者按时测血压，并自动记录测量值，然后将数据传到网络云端，医生通过网络即可"远程监控"患者血压。系统可设定血压报警阈值及短信接收时间，血压过高或过低时，及时发送报警信息给设定的短信接收人和医生，以便应对处理。在设定的时间内，如患者未测量上传血压，系统将发送短信提醒，以提高患者依从性。

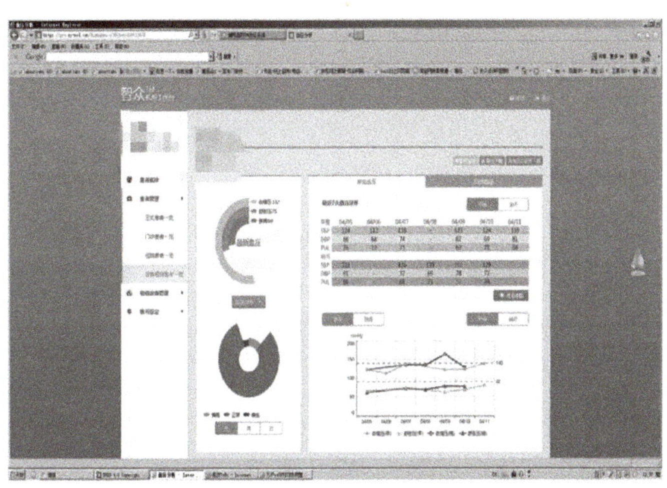

▲智能血压计"远程控制"操作页面

血压数据非常复杂，包括舒张压、收缩压、早晚的血压、每周的平均血压、每个月的平均血压等，不仅让患者摸不着头脑，也让医生感到棘手。血压智能管理系统能将记录的复杂数据自动生成专业分析图表，医生和家属登录平台，就可以清晰地看到患者的血压变化情况。医生通过图表能全面掌握患者的血压变异性和血压负荷，从而更准确地判断白大衣性高血压、隐匿性高血压或异常血压晨峰。

（贾师捷　阙　挺）

<hr>

— 专家简介 —

阙　挺

阙挺，上海邮电医院党委书记、院长，普外科主任医师，硕士。上海市医学会外科、普外科、互联网医疗专科分会委员，上海市普外科质量控制委员会委员，复旦大学大肠癌诊治中心学术委员会委员，上海市抗癌协会大肠癌专业委员会委员，上海市医院协会常务理事。长期从事医疗管理、大肠癌专业研究，并注重互联网与医疗相结合的实践探索。

四、手机"救"了"糖友"一命

　　"糖友"李老伯，"糖龄"多年，血糖一直控制不好。儿子大李很着急，今年给李老伯买了血糖仪。听主治医师说，血糖仪现在都"智能化"了，可以和患者手机、家属手机还有医生手机同步，大李觉得这功能挺不错，很快做好了同步。因为试纸可以在购买产品时间段内无限量供应，李老伯也开始规律测血糖。

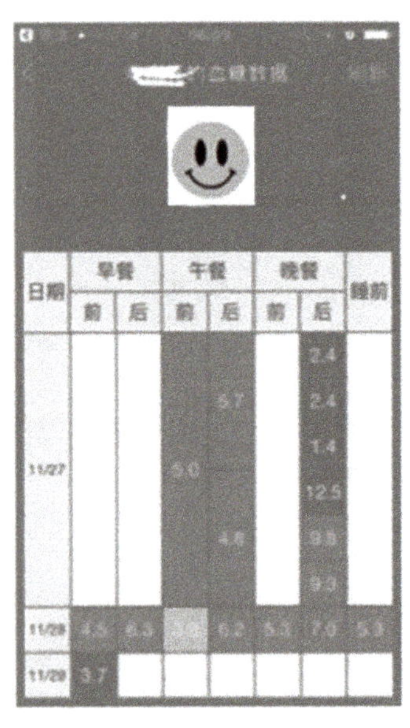

▲李老伯的血糖监测数据

　　这天晚上 8 点半，大李正在自己的房间里看电视。手机响了。一看是爸爸主治医生打来的电话，大李很奇怪。

　　"邵医生，有事吗？"

　　"李先生，您父亲和您在一起不？他血糖只有 1.4 毫摩/升，非常危险！"

　　大李一听慌了神，全家 6 点钟吃好饭，就各自回屋了，爸爸有危险？他立刻奔到老爸的房间，推门一看，发现爸爸已经昏倒在床上。大李马上打电话叫了救护车，医生给李老伯静脉推注了葡萄糖，又维持了静脉补液。后来李老伯住院观察了几天，调整了血糖控制药物，血糖平稳后出院回家了。出院时，大李给医生送了锦旗，感谢医生那一个"救命"电话。

　　原来，李老伯在这一天晚饭后自己用家里的血糖仪进行了血糖监测。晚饭后第一次测血糖只有 2.4 毫摩/升，因为没有什么特别不舒服，他不相信；又测了一次，还是 2.4 毫摩/升，就吃了块饼干。过了 10 分钟，李老伯又测了一次，1.4 毫摩/升，此时已头昏不适、全身冒冷汗。他正想去儿子房间叫大李，没想到一下子就什么都不知道了。

　　李老伯的主治医生邵医生习惯有空就浏览下患者血糖，那个时候正打开医生端 APP，浏览到李老伯的血糖数据。她吓了一大跳，赶快在通讯录中找到大李的电话，就这样救了李老伯一命。

观察李老伯的血糖数据,读者一定也会发现,这个老伯伯经常出现低血糖。这是因为,老年人肝肾功能逐渐衰退,药物在体内会有一定的蓄积性,在低血糖纠正后,由于降糖药物的持续作用,容易反复出现低血糖。

如今,我们的生活已经不知不觉被手机改变。出门若忘带手机,多少会有些"魂不守舍"。面对手机,要学会选择。有些"瘾",需要"戒";有些"妙",需要"抱"。擅用移动医疗,选择合适的工具为我们的健康服务,将会带来实实在在的获益!

(李　颖)

--- 专家简介 ---

李　颖

李颖,上海同济医院(同济大学附属同济医院)内分泌科副主任医师,医学博士。擅长糖尿病、甲状腺疾病等内分泌代谢疾病的诊治和管理。

五、点击"移动课堂"，健康尽在"掌"中

对于糖尿病、高血压、冠心病、脑卒中等慢性病来说，健康教育和自我管理知识获得是疾病控制的重要环节。在与疾病共存的过程中，患者通过提高自我照顾和自我管理能力，所获得的治疗效果要远远优于没有掌握疾病管理知识的人群。传统的"健康课堂"通常设在医院，医生通过讲座形式普及疾病知识，大多数患者因为时间、地域、精力的限制不容易获得系统的健康教育。如今，互联网和移动技术的普及正在悄悄改变健康教育的方式。

生活实例

马伯伯是退休教师，2 年前体检时发现已经不知不觉患上了糖尿病，同时还发现了高血压、高血脂。自从发现了这"三高"，马伯伯的生活发生了一系列变化。

教师出身的马伯伯有着惊人的学习能力，最初，他总是在每次就诊时关注医院有没有"健康讲堂"开课通知，一遇到医生给患者上课，他就争取机会。很快，马伯伯就发现了更高效的办法，足不出户就可以得到健康知识——移动课堂。

在医生的建议下，他关注了为糖尿病患者服务的 APP。其中一款

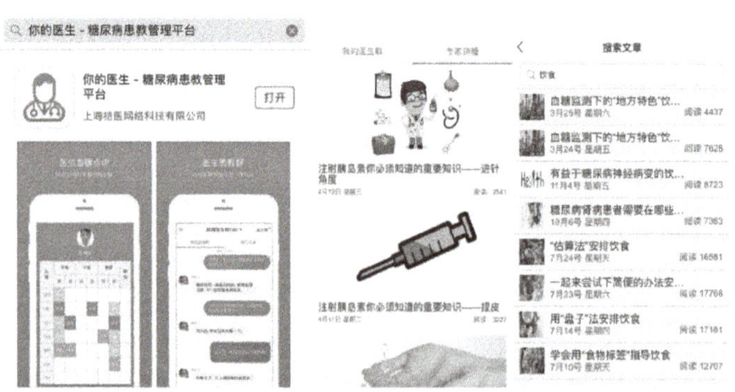

▲糖尿病相关的 APP

"你的医生——糖尿病教育管理平台"，有"专家讲'糖'"栏目，每天都会推出一篇与患者生活密切相关的文章；还可以通过"搜索"功能来找到自己需要的相关知识。通过学习和实践，马伯伯在半年时间里迅速成长为平台里的"控糖大使"。

在 APP 商店中，有很多糖尿病管理 APP，糖尿病患者可以根据自己的喜好选择一款，体验一下。选择时有一个原则：无论哪种 APP，健康知识必须与生活相连，真正融入真实的生活中，才能够帮助改善健康。千万不要只心里知道，而省略了实际行动。

如今，"微信瘾"也是人人有。患者可利用微信的"搜索公众号"功能，输入疾病的名称，来搜索相关的公众号。筛选出靠谱、对自己非常有益的几个，关注后浏览一下，觉得对路的就保留下来，不合自己要求的就取消关注。最关键的两点是：①来源靠谱，一定不要选择那种故弄玄虚、有各种"神奇功能"的。②贵精不贵多，关注过多公众号而没有精力去学习，造成大量"内容垃圾"，会让生活更为混乱。

浏览权威医院的网站也是一个移动学习的好办法。大型综合性医院网站中一般都有类似"健康园地"的栏目，可以看到很多专家科普文章和视频。另外，各大视频网站也是不错的选择，但是在这种鱼龙混杂的大平台中，一定要学会识别哪些是来自正规医院的，哪些是以健康教育的名义发布各种广告的，不要被误导。

特别提醒

（1）在选择健康教育工具时，可以先征求自己主管医生的意见，医生建议的 APP 和公众号都是基于医疗的实践，患者可以事半功倍。

（2）任何课堂上的知识只有应用于实践中才能体现价值。

（李　颖）

六、从移动血糖监测预见"大数据"未来

糖尿病的诊断主要依据血糖值,在糖尿病患者的日常生活中,血糖监测是一项重要内容。

公司白领李先生今年 45 岁,体形偏胖。他在去年体检中发现空腹血糖 11 毫摩/升,糖化血红蛋白 9.3%,加入了"糖友"大军。

李先生正当壮年,对健康当然看重,在了解到糖尿病自我管理可以帮助患者更好地控制疾病后,他紧密配合医生,开始调整生活。其中很重要的一点,就是进行"自我血糖监测"。

这种监测不是将数据记在本子上,在就诊时带给医生,而是通过"智能化"的血糖仪自动记忆血糖数据,或者通过"蓝牙"等技术传输到患者手机、患者家属手机、医生手机上,并且自动形成统计表和统计图。只要李先生检测血糖,与血糖仪连接的手机上就会自动记录血糖数据。这些数据可以随时随地在手机 APP 中查阅,相当于自动给自己建立了血糖控制档案。

通过监测数据,李先生可以了解自己的血糖控制情况。而医生也能够根据这些数据,帮助他制定个体化的治疗和干预方案。医生告诉他,应用智能血糖仪的"糖友"平均血糖明显改善,低血糖发生次数也明显减少,而且仪器还有自动纠错功能,能够帮助糖友规范自我血糖监测操作。

如果有上百个、上千个、上万个"李先生"都做好血糖监测,这些血糖数据就能成为一种"大数据"。这些数据与患者的用药、饮食习惯、运动、低血糖发作、并发症发生等各种相关因素相连时,会对糖尿病的治疗和干预得出更为准确的判断,对疾病控制各个环节的决策有重要意义。目前,智能血糖仪的普及使血糖数据开始有了"大数据"雏形。更为令人期待的是,将来可通过医疗大数据提供更

为科学适宜的决策方案，改善个人健康，提高群体健康水平。

以下是虚幻场景，又是非常接近的将来。

虚幻场景 1

李先生饭后对着手机说：我想吃个苹果。手机反馈：基于大数据和您个人血糖监测情况，您目前处于饭后血糖最高峰，此时吃苹果容易导致血糖进一步升高。亲爱的主人，您可以过半个小时再吃这个苹果。

虚幻场景 2

李先生正在外面跑业务，汗流浃背，突然听到手机的"滴滴"报警声。李先生按下报警键，看到手机反馈：您今日过度运动，现在距离您前一餐已经 3 小时，根据大数据和您个人血糖监测情况，您此时如果不进食，很快会发生低血糖。亲爱的主人，赶快吃两块饼干吧。

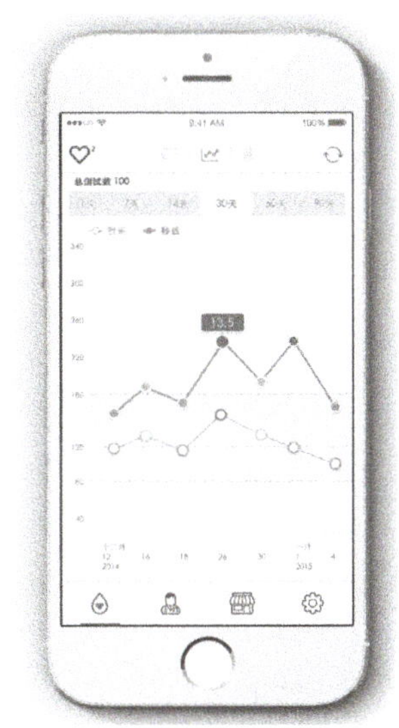

▲移动端的患者血糖数据

医疗大数据和人工智能的结合在不远的将来会更广泛地改变医疗模式，也会影响我们的生活方式，医疗数据产生于患者，又服务于患者，擅用医疗数据，能够更加有效地帮助患者群体改善健康水平。

（李　颖）

七、"肾友"饮食，一"网"打尽

每当到了就餐时间，很多人的手机就要忙碌起来，找美食、看点评、定座位、下优惠券。可是当患有慢性肾脏病的"肾友"面对"互联网＋饮食"的模式时，该怎么办呢？

李师傅 50 岁，患有慢性肾脏病 2 年多，目前已处于慢性肾脏病 4 期，平素血肌酐控制在 300 微摩/升。因为工作的关系，他饮食不规律，在外用餐比较多，不仅血压控制差，而且还有水肿、贫血、高钾等并发症。

这天，李师傅带着最近的检查单预约到了上海同济大学附属同济医院肾内科的慢性肾脏病综合管理专病门诊，在这里由专职的宣教师和肾脏科医生建立了个人档案，并进行了病情评估和饮食指导。李师傅虽然当时觉得明白了，可是回到家中心底还是泛起了嘀咕：到底吃得对不对呢？要是能随时咨询营养医生就好了。

碰巧，李师傅在手机上关注到了一个关于肾病营养的公众号——爱肾网，马上进行了关注。在这个"网"里，患者可以通过问营养师和三餐点评，弄清楚有关肾脏营养的相关知识；还可以把每餐的饮食拍照上传，由营养师进行及时评估，再进行指导调整。通过这个平台，李师傅知道了：原来常吃的土豆含钾量很高、蔬菜如何吃才能减少钾的摄入、怎么做出好吃的麦淀粉食物、补血能不能吃猪肝、怎么才能减少盐摄入等。

经过 1 个月的饮食控制，李师傅复诊的时候，检查单上高高低低的箭头已经少了很多，血肌酐和尿素也略有下降，血压也下来了，水肿也消退了，专病门诊的医生护士都夸李师傅的控制效果好。

就这样半年过去了，等李师傅再次受邀来到同济医院肾友会的时候，不仅自己病情稳定,还上台向其他肾友分享了自己的疾病管理经验及饮食小技巧。

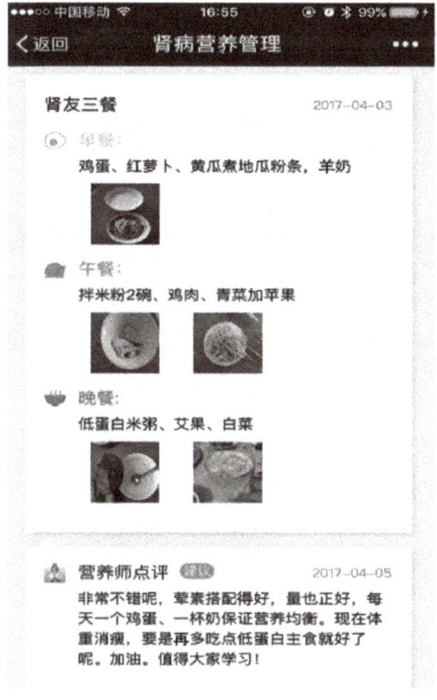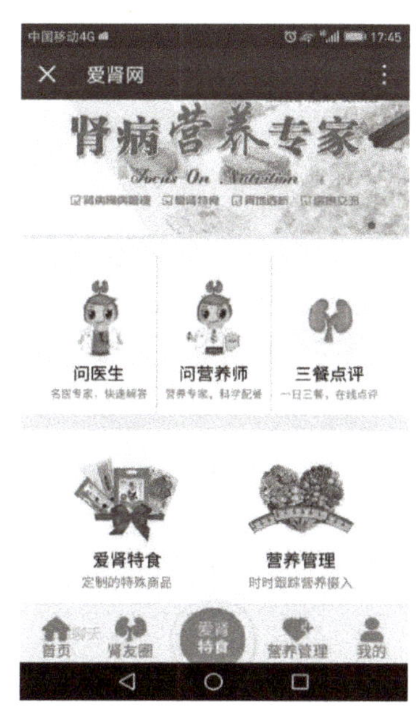

▲"爱肾网"肾病营养管理

肾脏是体内的重要代谢器官,而由于慢性肾脏病目前尚无法根治,因此控制、延缓肾病进展是肾病治疗的唯一可靠手段。而其中,饮食营养的管理是慢性肾脏病治疗的基础,从低盐低脂饮食做起,控制蛋白质摄入。此外,应定期复查、改善并发症、减少危险因素、合理用药。

(余　晨　张　昆)

—— 专家简介 ——

余　晨

余晨,博士,主任医师,教授,博士生导师,上海市浦江人才,同济大学附属同济医院肾脏科主任。上海市医学会肾脏病专科分会委员,国际肾脏病学会会员,《肾脏病与透析肾移植杂志》等杂志审稿人。从事急、慢性肾损伤的临床和基础研究,擅长诊治糖尿病肾病、狼疮性肾病、危重症肾病等。

八、互联网医疗促进慢性病预防

　　由于近年来生活方式以及饮食习惯的改变，例如运动量大幅减少、饮食习惯西化、高盐高糖高脂饮食，让现代人的疾病谱也发生了变化，慢性非传染性疾病逐渐取代传染性疾病，成为了重大危害的疾病。而在另一方面，科学技术与互联网技术的发展，也为通过运动、饮食干预来进行疾病防控提供了良好的技术支持。

　　我们的研究团队正是从这一角度出发，开始调查上海社区人群中慢性病的患病率与发病率情况，利用现有的互联网手段来评估导致主要慢性心血管疾病的高危因素，并且从运动、饮食综合干预的角度来研究其在心血管疾病预防中的具体预防效果。

生活实例

　　2015 年 3 月的初春，上海市浦东新区高行社区的王大妈在邻居李大爷的推荐下参加了一个社区干预项目。这是由浦东新区一家三级甲等医院的心衰研究所和高行社区卫生服务中心合作进行的研究项目。

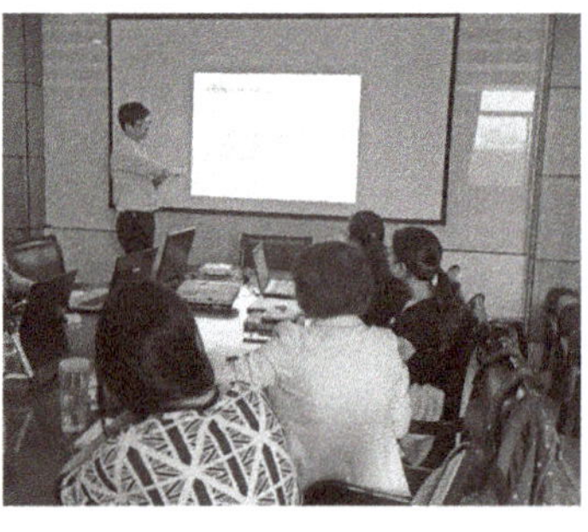

▲研究人员标准化培训

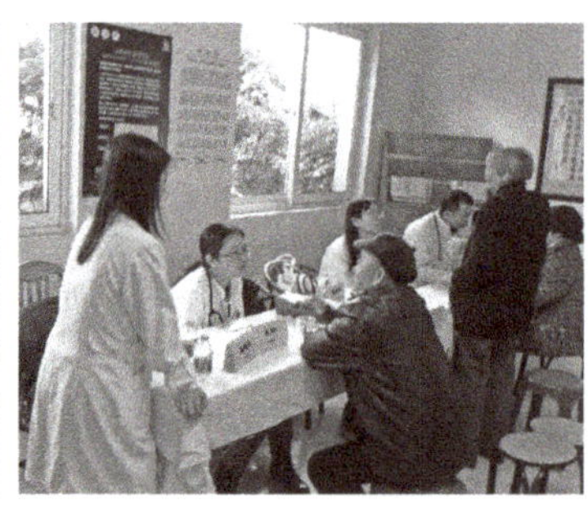

▲干预项目开展

　　当时，王大妈总感觉自己没精神，头部老是有麻木的感觉。用家里的血压仪一测血压，竟然达到了 150/90 毫米汞柱，用血糖试纸检测的空腹血糖达到了 5.9 毫摩/升。以前王大妈的血压没有这么高，而且也不经常有口渴的感觉，于是家里人认为老人家可能得了糖尿病。

加入该干预项目之后，王大妈与李大爷按照医师所给出的建议方案，限制了食盐和食糖的摄入量，并且基本保证了每天的户外运动步数；与此同时，每 3 个月在社区居委参加一次健康讲座。他们免费领取了计步器、食盐计量盒与食糖计量盒；除此之外，还定期去所在居委进行无创测量的智慧医疗远程检测。社区医师用远程检测仪器便捷地为他们测血压、血糖、血脂、心电图以及其他一些指标，从而评估健康状态。不知不觉间半年多的时间过去了，现在王大妈感觉身体状况好了很多，做事情也有精神头了。每次体检血压和血糖也都正常。

实际上，王大妈是处在糖尿病前期阶段，虽然没有被诊断为糖尿病，但是其空腹血糖处于临界状态。正是老人家及时调整了生活行为习惯，进行了运动饮食综合干预，从而获得了良好的预防效果。

（范慧敏　郑　亮）

—— 专家简介 ——

范慧敏　郑　亮

范慧敏，博士，主任医师，心脏外科教授，博士生导师。上海领军人才，上海市优秀学科带头人，上海市曙光学者。目前任同济大学东方转化医学中心副主任、移植免疫研究所执行所长，同济大学附属东方医院心血管病研究室以及心力衰竭专科主任，心力衰竭研究所常务副所长，中国系统仿真学会生命系统建模仿真专业委员会副主任委员。

郑亮，博士，硕士研究生导师，同济大学转化医学高等研究院副研究员。目前担任中国中医药信息学会健康大数据分会委员、中国保健医疗促进会循证医学分会青年委员等。

九、高行—东方心衰管理网络，开通救命"快车道"

随着互联网医疗技术的发展与成熟，该技术手段已日益用于社区居民的规范化治疗，从而使个人—社区—三级医院就诊与转诊变得快捷与方便起来。以往很难实现的三级转诊，如今已经实实在在地发生在上海市浦东新区高行社区居民的身旁。

对随时可能发生急性心梗的患者来说，时间就是生命。通常情况下，患者自己到三级医院就诊，仅预约检查到出报告就需要一周左右时间。而家住高行社区华高四村的郁老伯，从初次就诊到明确诊断，再到规范治疗，只用了短短 6 天。"如果没有他们，我可能不会像现在这样了。"说起那段经历，郁老伯依旧十分激动。他所说的"他们"，是上海同济大学附属东方医院心衰专科的医生和高行社区卫生服务中心的全科医生，他们的联合专科门诊和绿色通道为郁老伯开通了抢救生命的"快车道"。

原来，郁老伯此前常感到胸闷、出冷汗，因不妨碍正常生活，他并没在意。全科医生黄静艳在电话随访中察觉到了异常，为其预约了周五下午社区卫生服务中心开设的高行—东方联合专科门诊。东方医院心衰专科医生奚晓玲判断其为冠心病高度可疑，有心肌梗死的苗头！随即开通绿色通道，安排老人去东方医院做冠状动脉 CTA 检查。

检查的第二天，报告还没出来，奚医生在电脑影像系统中就看到了老人的冠状动脉三维重建图像：冠脉左前降支重度狭窄超过 90%，随时可能发生急性心肌梗死。事不宜迟，奚医生马上电话通知黄静艳医生，当天下午便安排郁老伯住了院。住院时冠状动脉造影结果提示患者左前降支严重狭窄达 99%。经药物配合植入支架治疗，郁老伯的症状得到明显缓解。出院后，东方医院专家的后续治疗和康复方案交到了社区全科医生的手上，黄静艳医生结合专家方案为他制订了个性化的社区管理方案。

如此高效的就诊流程，得益于东方医院心衰专科与高行社区卫生服务中心的紧密合作。2013 年，由东方医院心衰专科主任范慧敏牵头，组建东方—高行联合管理团队，共同开展心衰高危人群管理项目。心衰高危人群由管理团队在社区开展早期干预，东方医院专家每周到社区坐诊，对高危人群进行用药指导，对有临床症状的高危患者，开辟前往东方医院检查及住院的绿色通道。

心衰管理网络建立起来后，最实实在在受益的是高行居民。2014 年 10 月至今，高行—东方联合心衰专科门诊总共有 700 余名社区居民就诊，600 多人直接在社区得到了三级医院专家的治疗。像郁老伯这样从社区转诊到东方医院、再由医院转回社区康复管理的，达 68 人次。通过东方—高行检查绿色通道进行冠脉 CT、心超、动态心电图等检查的社区居民，已有 106 人次。

（范慧敏　吴　宏）

十、巧用医院微信服务号改善就医体验

移动医疗时代，本着"以患者为中心"的理念，各大医院纷纷开启"网上预约挂号"的通道，让患者在家即可预约挂号。此外，门诊就医流程涉及"诊前、诊中、诊后"，而这些就医流程也可以借助微信平台完成。下面以上海市儿童医院为例，介绍其微信服务号如何帮助患者节省非医疗等候时间。

上海市儿童医院在上海市较早推出了微信服务号。自 2014 年创号至今，服务功能不断升级、完善，现已汇集了"挂号、预约、支付、抽血取号、候诊队列查询、出诊信息查询、健康宣教、就医指导"等近 20 项功能，吸引了约 35 万人群的关注和使用。

创号之初，"微信挂号"和"候诊队列查询"的同步上线，轻松实现了在家挂号、候诊，有效缩短在院候诊时间 1～1.5 小时。目前，微信挂号已占门诊挂号量的 25％～30％。

2016 年新推出的"抽血取号"和"抽血队列查询"功能，则实现了"异地"等候，既舒缓了患儿等候时的紧张心理和父母的烦躁情绪，又解决了等候区的拥挤问题，改善就医环境。

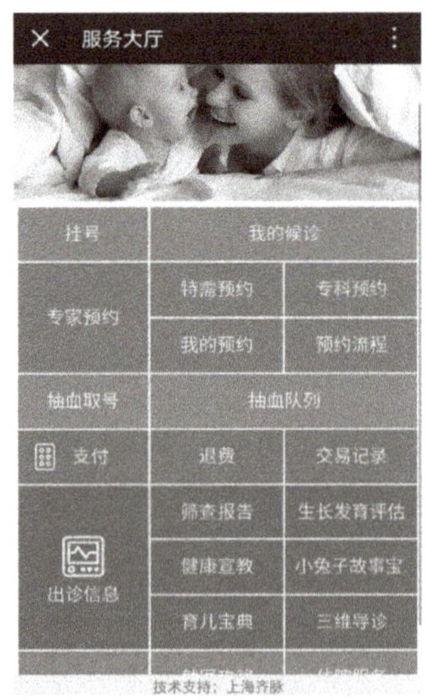

▲ 上海市儿童医院微信服务号

此外，针对孩子生病、家长焦虑、急需专业指导的问题，医院微信服务号开设了"药师在线""育儿宝典""健康宣教"等服务板块，结合"家长学校"的线下互动，及时给予患儿家长诊前咨询和诊后指导，在普及医疗知识的同时，增进医患沟通和信任。微信服务号的推出，使医院服务突破了时间、空间和地域的限制，有效改善了患儿及家长的就医体验。

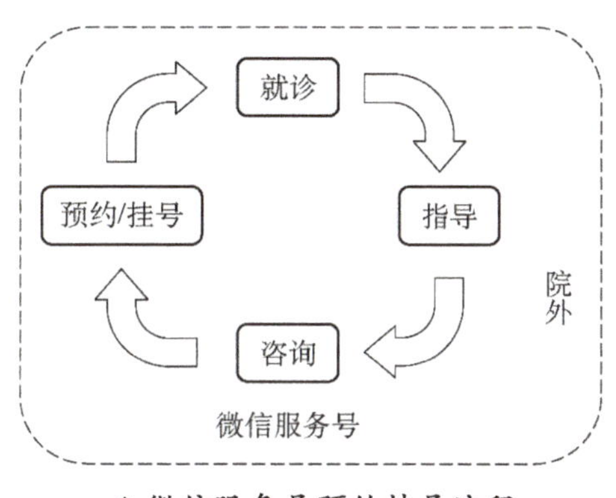

▲ 微信服务号预约挂号流程

（高春辉　马诗诗）

— 专家简介 —

高春辉

高春辉，副研究员，复旦大学社会医学与卫生事业管理硕士学位，现任上海市儿童医院副院长，兼任上海市医院协会理事，上海市医学会互联网医疗专科分会委员兼秘书，中华预防医学会卫生事业管理分会青年委员，上海市卫生系统后勤管理协会理事。

十一、移动护理站成为护士好助手

随着高带宽的无线网络在医院内的部署和手持式无线 PDA(个人数字助理)的技术发展,基于上述两个硬件技术的无线护理移动工作站逐渐开始进入医院使用,将护士工作站从原先的桌面应用推向在患者床边应用。利用移动设备,护士从原来的查看纸质护理文书,到 PDA 条形码扫描获取护理信息;从人工校对审验"三查七对",到机器自动扫描比对、床边输入采集患者体温等临床数据;还可以为护士随时随地提供所需的安全提示、临床病历和患者宣教等信息。

7:30,护士小张开始上班。

8:00,到护士站开晨间交接班会,主管护士选择相应的患者交流用药、治疗情况以及护理时需要注意的事项。接下来小张与夜班护士进行床旁交班。

8:20,小张推着小车,开始核对每个患者早上需注射的针药,核对医嘱、PDA 扫描输液条码注射、测血糖、量血压。测量的血糖和血压值录入到 PDA 中。这时有一条新信息提示:医生新增了一条临时医嘱,15 床的患者需要新测血常规。

9:15,小张完成巡视,回到护理间为患者的下一批待用药品做准备。期间有一个新入院患者,同事小秦用 NIS 系统进行床位安排、入科宣教、新患者的护理评估等操作。

11:00,终于休息了,护士长和几个护士说了一下这个月的奖金情况,并说下个月有个护理考试,让大家做下准备。小张对奖金分配有些不满,护士长便将 NIS 上的奖金分配情况给她看。原来小张这个月有过 1 次迟到和 1 次患者投诉,且上个月的护理考核竟然没有通过。

13:20,NIS 的 PDA 收到一个消息:15 床的血常规结果出来了。几分钟后,新医嘱提醒出现在消息框中。

　　14：00，小张利用空档时间在 NIS 系统上看了下自己这个月的绩效情况，医嘱执行率、体征记录率都挺高，不良事件里面也没什么差错，微微松了一口气。

　　15：00，检查预约 PDA 提醒一个患者有检查即将开始，虽然小张早上就已经告知了他下午 4 点钟有一个检查，但小张还是再去病房提醒了患者家属。

　　15：30，小张在 NIS 系统上整理了一下今天的护理情况，最后确认了下是否还有没有做的事情。发现 16 床的患者欠费，她也告知了家属。

　　17：00，换班了，小张在 NIS 上将重点需要关注的患者标识出来，与同事小李进行交班，繁忙的一天终于结束了。

　　我们可以从案例中看出，护士工作的性质决定了在很多场合下需要移动技术进行支撑，及时对信息进行记录、核对和同步，第一时间得到系统的提示、警示，可避免工作差错。如今，护理工作站也正在逐步由传统 PC 端发展为移动无线端，移动护理站也确确实实地成了护士的好助手！

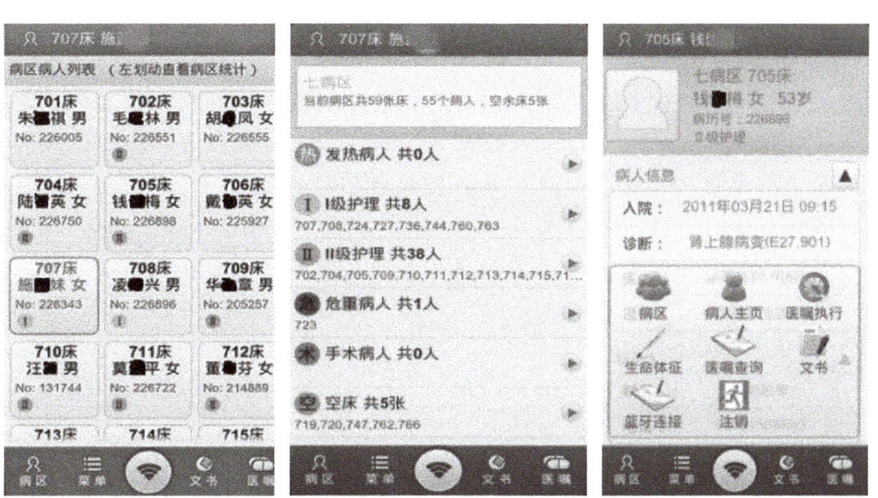

▲一体化移动护理工作站应用界面

（于广军　马诗诗）

十二、移动健康之互动生活的一天

　　清晨，老王起了个大早，打开互动电视，电视机屏幕上显示早晨的空气质量，户外运动指数，颜色显示为绿色，为安全外出的天气。老王今天要去公园打拳，想看看打拳的那个场地人是否很多，就点击电视屏上的地图，把公园的那个场地放大，地图上散在的圆点代表了一个人，并对每个人用手机 GPS 定位，右上角显示该区域的人数。老王看着人不多，决定去公园打拳。

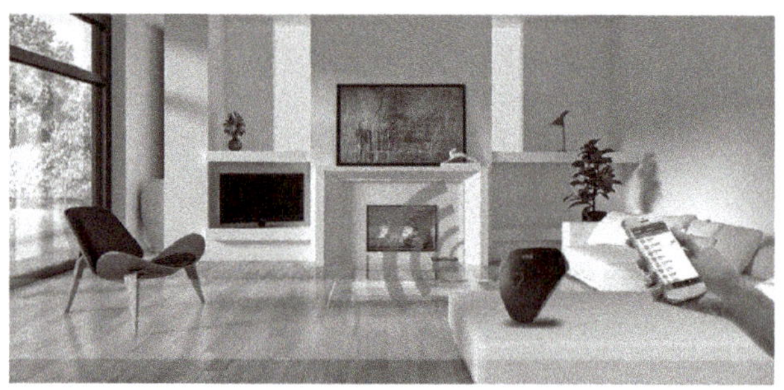

▲ 智能家居，智能健康

　　出发前，老王测了一下自己的血压、血糖和心率，手机显示血压、心率正常，激光皮下血糖监测显示指标有些偏高，手机根据异常指标值自动推送一条提示信息，告知饮食、运动注意事项。手机对一周来老王的体征信息进行汇总、分析和甄别，判断出最近一段时间血糖指标有些异常，不如上个月控制得好，手机启动家庭医生预约模式，老王决定早晨 9 点去看社区心内科的张医生。

　　儿子一家起床后，儿媳发现手机上多了一条重要待办信息，原来今天孩子小明要去社区医院免疫接种。这条提示信息是健康服务云平台推送的，对每个孩子从一出生就制订了免疫接种计划。随着孩子的成长，平台会适时、智能地推送接种服务的提醒，显示孩子基本信息、以往已接种疫苗的情况、本次接种疫苗类型、接种服务机构地点、日期、接种前注意事项等，家长根本不用担心会缺漏了接种哪些疫苗。小明妈妈选择了接种服务的医院，手机显示本批次疫苗生产、冷链运输流转等情况，为正规的厂商生产，疫苗是安全的。妈妈准备带小明去接种。

小明爸爸最近比较累，应酬较多，睡眠也不好。手环将他最近的运动、睡眠、血压、心率等情况记录了下来，将数据同步到手机。手机将这些数据与正常模型进行拟合，发现有些数据明显高于或低于正常值，存在健康隐患。"健康助手"告知小明爸爸应调整生活方式、适当运动、确保睡眠和营养，并提示定期去做体检。

老王打好拳后去社区医院看心内科。9点钟准时来到张医生诊室，张医生为老王测了血压和心率，听了心肺，又开了血糖检验的医嘱单，把老王以往的电子病历和健康档案信息调出来看，了解了目前在服用哪些药物、生活饮食状况，又查阅了老王居家体征监测的信息。综合参考之后，张医生为老王调整了药物，其中有一项药是上次三级医院开具的，为慢病长处方中允许社区延续使用的药品。老王在社区顺利地看好了病，并拿了药回家。

妈妈带小明去社区接种，门诊医生询问小明最近身体情况，量了体温，并查阅了小明的电子病历和健康档案信息、既往史和过敏史、最近服药情况、免疫接种信息等。判断为正常后，为小明接种了疫苗。

小明爸爸也在上班的路上预约好了体检。

中午，老王的手机上多了一条用药提醒信息，这正是上午看完病之后配的药，通过智能药箱与手机连在一起，一切都按社区张医生的医嘱在执行。老王按时服了药，下午还约了"麻友"打麻将呢。

老年活动室里空气不好，老王坐了一下午没怎么动，又害怕频繁上厕所，所以水喝得很少，下

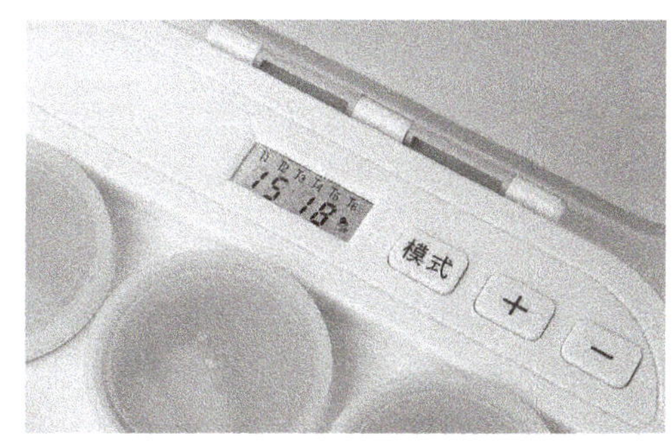

▲ 智能药箱

午血压又升高了，心率也有些异常。这些异常的体征数据被推送到社区张医生那里，在张医生的手机上报警了！张医生马上跟老王联系，询问老王的情况，果然情况不是很好，老王感觉头晕、胸闷，正准备回家。张医生建议老王先不要走，去室外呼吸新鲜空气，多喝点水，安静地坐一会儿，感觉好一点了再走。老王这次完全听张医生指挥，确实感到好多了。这时儿子打来电话，询问老爸的情况，原来，健康指标告警的同时，张医生和老王的儿子都接到了信息。

晚上，老王一家吃完了晚饭，正准备打开电视。电视屏幕下方显示有一个视频电话接入请求——原来是社区张医生的。老王打开那个按钮，张医生的头像显示在电视上。张医生询问老王的情况，并对老王进行远程健康指导和教育，提

醒要避免久坐、防止激动，注意适当运动，多喝水，并和老王预约了下次上门随访的日期。张医生同时也收到了小明今天接种疫苗的信息，询问小明妈妈小明接种后的情况，有无发热和不良反应……

　　老王家的一天代表了中国千千万万户家庭普通的一天，上有老、下有小，在人口老龄化日趋严重的当下，健康已成为一个突出的焦点。充分依托现代科技，为健康服务，为人们提供贴身的健康管理，可望实现以人为中心的智能化医疗、药事、保险、养老、护理和康复等服务。

（于广军）

十三、电子药瓶改变"老糖友"的坏习惯

众所周知，糖尿病是一种慢性疾病，现阶段很难被治愈，但良好的服药依从性有助于控制血糖、减少或延缓各类急慢性并发症的发生。因此，遵循医嘱接受规范的药物治疗对糖尿病患者的疾病控制具有重大意义。目前，国际上已采用电子药瓶开展糖尿病患者口服药依从性监测。电子药瓶主要通过记录糖尿病患者每次打开药品的日期和时间，进行信息存储，从而评估患者的服药情况，以使其家庭医生能够全面了解在管患者的服药依从性，进而督促患者合理用药，减少或延缓糖尿病并发症的发生。目前，电子药瓶已进入了部分上海"老糖友"的日常生活中。

"徐医生，你快帮我看看。你给我开的药我吃到现在了，血糖咋还是这么高？要不还是让我吃原来的那种吧。"诊室里，患者李大叔面色不是太好看，正拿着化验单疑惑地向徐医生询问。

老李是一名糖尿病患者，患病已经数十年了。平日里性格外向，大大咧咧，糖尿病知识也了解得不少，医生让他"管住嘴，迈开腿"，老李也愿意配合，绝对算得上一个"不错"的患者。最近血糖有些不太稳定，结合李大叔的实际情况，徐医生给他调整了口服药物，服药频率改为一天三次。可如今一个多月过去了，血糖还是没控制住，难怪老李有些着急。

"李大叔，你先别急，我先查一下你的吃药记录吧。"说着，徐医生打开电脑。"什么，我吃药你也能查？"李大叔的表情顿时丰富了起来。"这你就不知道了吧，哈哈，你还记得我上次给你的那个药瓶吗？它可是我们医生的新助手呢！"徐医生心里隐隐有些猜到老李血糖不稳的原因了。

原来，徐医生所说的新助手是一个名叫 MEMS 的电子药瓶监测系统，它主要由电子药瓶、数据读取器、软件平台三大块构成。MEMS 主要通过记录患者

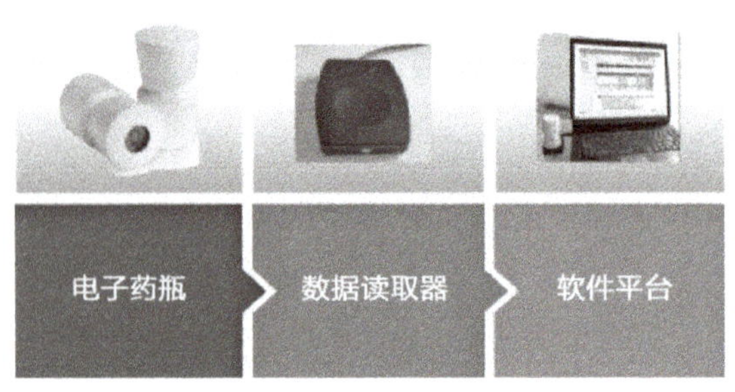

▲电子药瓶监测系统

每次打开药瓶的日期和时间，进行存储，得出患者总体服药率和按时服药率来监测患者的服药行为，评估患者的服药依从性。与传统问卷调查和药片计数法相比，MEMS更加客观、准确地将患者日常服药行为进行量化和细化，在药物监测领域，被认为是测量药物依从性的"金标准"。通过 MEMS，徐医生查看了老李最近一个月的服药记录，发现老李经常忘记服药和延迟服药，这就是近期血糖不稳定的根本原因。

老李无奈地解释道："近期工作确实忙，工作压力大，连续在外开车，经常忘记吃药。尤其是碰到中午最忙的时间，更是完全不记得。"老李的解释让徐医生更直观地了解到目前大多数糖尿病患者面临的问题，为了使老李能够认识到按时服药的重要性，从根本上解决这个问题，徐医生说道："这样吧，根据你的特殊情况，为了确保你能够按时服药，我现在就帮你开启 MEMS 的短信提醒功能，从明天开始，只要一收到短信，你就按时服药。只有遵循医嘱，按时按剂量接受规范的药物治疗，才能保证血糖的持续稳定，有效控制糖尿病及其并发症的发生发展。"

世界卫生组织早在十多年前就已提出：提高患者服药依从性比开发药物在促进人群健康方面有着更深远的影响。由此可见，通过建立规范药物治疗的健康教育课程，提升患者对复杂药物治疗方案的理解，利用电子药瓶等现代科学技术手段，加强对患者服药行为的监测和管理，将有助于改善慢性病患者临床的治疗效果。这样一来，像老李这样的"老糖友"的血糖控制问题就可以迎刃而解了。

（袁加俊　赵列宾）

— 专家简介 —

赵列宾

赵列宾，教授，硕士生导师，上海交通大学医学院附属上海儿童医学中心副院长。研究方向：卫生政策与公立医院管理、健康促进与慢性病管理。

十四、儿童哮喘管理走进 E 时代

　　哮喘是儿童最常见的慢性疾病，哮喘的长程控制需要科学的管理。儿童哮喘管理走进 E 时代，呼吸专科医师通过"互联网＋"技术，将哮喘管理的全要素融入智能手机，哮喘儿童家长能进行自我管理，并实现与医师的互动管理，优化的管理模式提高了哮喘的控制率。

　　医疗技术是有限的，通过互联网提供的服务是可以无限拓展的。"哮喘无忧"是上海儿童医学中心呼吸科为哮喘儿童管理开发的专用 APP，设计这款 APP 的宗旨就是给漫长随访中的哮喘儿童家长提供更好的服务，让家长在"儿童哮喘群"里有找到"组织"的感觉。

　　5 岁哮喘患儿多多的妈妈是一名教师，孩子已经开始在上海儿童医学中心呼吸内科治疗哮喘近一个月时间了。每天早上起来，多多妈妈做的第一件事就是打开手机，开启"哮喘无忧"APP 看一下气象预警。现在是 3 月中下旬，冬春交替季节，冷热不定，时刻还会有雾霾侵扰，气象预警会给最直接的提示：穿什么衣服合适、孩子适不适合运动等，一目了然。

　　春节前后多多被哮喘折腾得够呛，还好妈妈是老师，有一个可以陪伴的完整寒假。但是孩子反复喘息发作，频繁就医，家里原定的春节北方滑雪之行也不得不取消了。春节后，多多开始接受了儿童哮喘专科的治疗，同时医生给多多妈妈手机中装上了"哮喘无忧"APP 这一法宝，正式向哮喘宣战了。

　　像多多妈妈这样有"哮喘无忧"APP 相助的患儿家长，每月只要在手机上点一点 APP 中连线的哮喘日记、哮喘控制测试和随访评估，就可以起到和每月慢性病门诊排队挂号看医生一样的效果。他们并不是一个人在战斗，专科医生在后台监测着每个随访儿童的相关情况。同样，APP 里的哮喘社区有很多的病友家长，可以随时交流沟通；医生主持的微论坛，让他们仿佛享受到了家庭医生的呵护；健康指导园地里有海量的知识，可供学习和查询。

如果一切顺利的话，1 年内一般患儿只需要去医院就诊 4～5 次，配个药就可以了。而且，还可以选择就近去社区儿童哮喘医联体社区卫生服务中心配药，大大节约时间和精力。有了"哮喘无忧"的护驾，多多妈妈已经在策划暑假的旅行了。

应运而生的互联网 E 时代的哮喘管理，移除了阻隔患儿家长和医生之间最后一道屏障，把日常规范化哮喘管理的细节——"镶嵌"进入平常的生活，让使用者不知不觉中收获更多的"增值服务"。

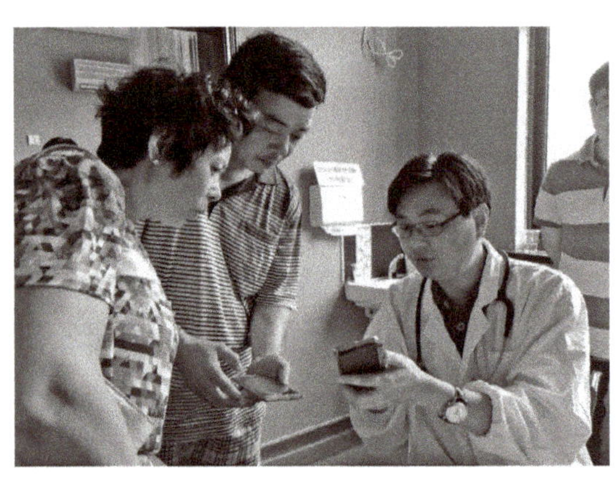

▲医生指导家长使用"哮喘无忧"APP

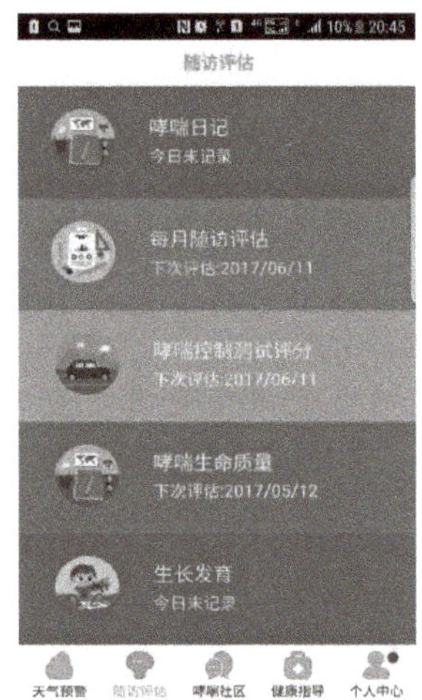

▲"哮喘无忧"APP 界面

（殷　勇　赵列宾）

—— 专家简介 ——

殷　勇

殷勇，主任医师，硕士研究生导师。上海交通大学医学院附属上海儿童医学中心呼吸科主任。研究方向：儿童哮喘，儿童慢性咳嗽，儿童呼吸系统疑难疾病的诊治。现为中华医学会儿科学分会呼吸学组少见疑难病协作组副组长和精准医学协作组副组长。

十五、移动医疗助力白血病患儿的自我照护

　　白血病是 15 岁以下儿童最常见的恶性肿瘤，但是随着诊疗技术的日新月异，其中急性淋巴细胞性白血病的 5 年无病生存率甚至可达到 80％。即便如此，作为威胁生命的疾病，仍需要复杂治疗方案和绵长的治疗周期。其间，患儿和家人不停地在医院和住家之间穿梭，经历治疗和伴随并发症。尤其在住家期间，时空限制了患儿和家庭在需要时及时、有效地获取专业支持，降低了居家疗护时的自我效能，影响预后和生活质量，甚至威胁生命。

　　然而，互联网时代的互联互通，使同质化的全程照护成为可能。以下即以患者 APP 为例，介绍基于电子健康慢病管理模型的移动医疗如何助力白血病患儿的自我管理。

“美少女战士”变身居家小护士

　　近黄昏时，下雨了。因为化疗后的骨髓抑制，小芸已经一整天窝在卧室中，什么也不想干。这会儿她望着窗外出神，正是“已是黄昏独自愁，更著风和雨”。手机震动了两次，响着熟悉的铃声音乐，似乎在提醒着她什么。

　　妈妈轻轻敲门进来，说：“小芸，‘月野兔’找你呢。”

　　小芸没有回头，有点不耐烦：“知道了。”

　　“那要不先吃饭吧，今天‘小兔菜谱’推荐了你喜欢吃的虾仁丝瓜呢。”妈妈期待地看着小芸。

　　“我吃不下、吃不下、吃不下！”小芸回过头，眉头紧锁，一脸愠色，显然是要恼了，“想吃自然会吃的！”

　　“好的，想吃的时候告诉妈妈，妈妈帮你再把饭菜热上。”妈妈微笑着掩门而出。

　　看着妈妈消瘦的背影，小芸忽然感觉很内疚。自从两个月前自己被诊断为急性白血病后，妈妈推掉了很多工作陪伴小芸。这周，小芸已经失控朝妈妈发了好几次火。小芸叹了口气，拿起了手机，循着“月野兔”影像闪烁提示，点开了 APP“美少女战士”日历中的“自我报告”界面。

　　“月野兔”是她最喜欢的动漫《美少女战士》的女主角：平常是个普通的中学生，变身后是战斗力超强的“水冰月”。所以第一次住院时，个案管理师小南阿姨

让小芸挑选守护天使时，她毫不犹豫地选择了"月野兔"。

出院前一周，小南阿姨帮小芸在其手机上下载了《美少女战士》版的"儿童慢病自我管理"APP，小南阿姨说回家后，"月野兔"会变成居家小护士，帮助小芸和白血病战斗。

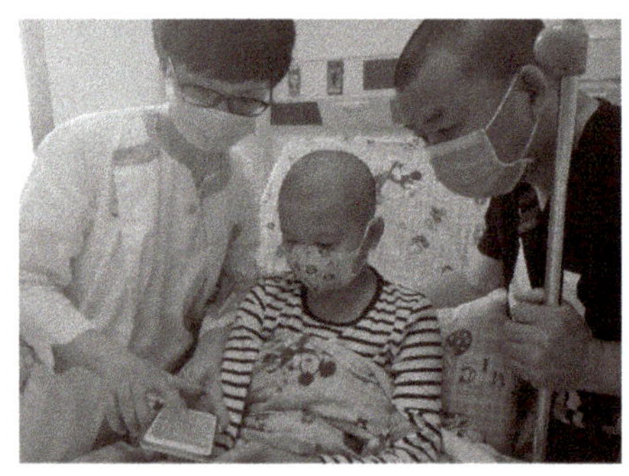

▲个案管理师小南阿姨让小芸挑选"守护天使"

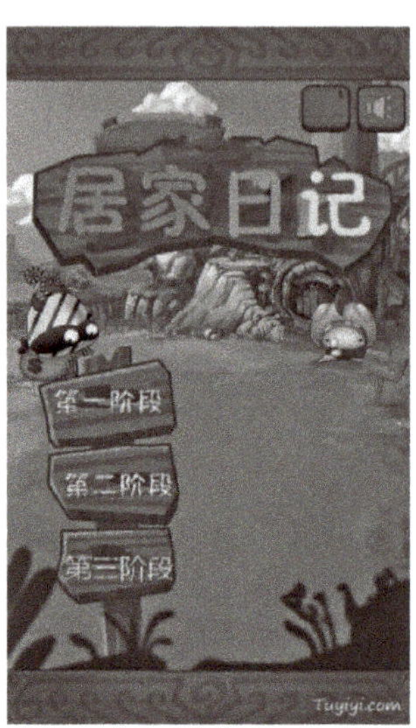

▲《美少女战士》版的"儿童慢病自我管理"APP界面

与"月野兔"的相逢相知

小芸记得初次打开 APP，跳出的"月野兔"喊出了那句"我想成为风，穿过无

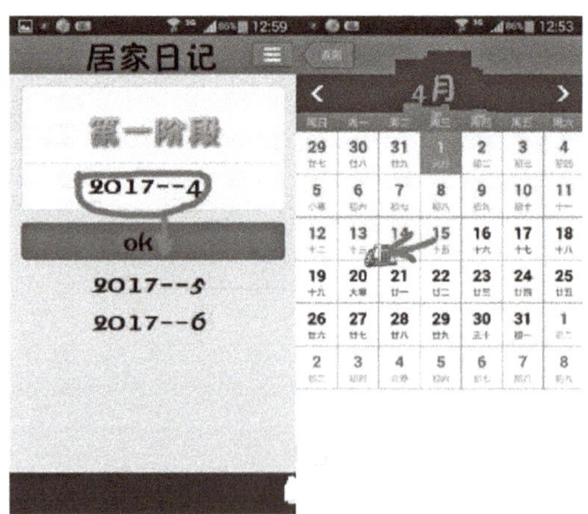

▲以日历为导向的"居家日记"

形的阻力,自由地飞翔"。小芸的精神为之一振,好奇地进入了主界面。主界面是一张清晰的以日历为导向的"居家日记",竖轴是按月排列的时间轴,跨度是小芸治疗方案的第一阶段。

小芸点开了出院的当月,界面就出现了具体日历。神奇的是每个日期上已经分配了当天小芸要完成的任务模块,包括评估、服药、饮食、活动、随访等,并用一个有趣的图画来显示,例如服药就是一个药片图形。小芸尝试点了个药片图形,就跳出了当日的服药任务清单,包括药名、剂量、时间。

在小南阿姨那里,也有一个"儿童慢病医护人员管理"APP。小芸初次入院时已经帮她做了一个系统的基线评估,再根据疾病的标准治疗方案和本次住院治疗效果等信息,专门为小芸做了一个居家自我管理计划。所以小芸每天只要点开任务模块,然后根据任务清单的指示完成任务并确认,就完成了当天的居家日记。如果有不明白,可以点开任务清单中的相关内容,就会显示"健康教育"。小南阿姨顺手在小芸打开的服药任务清单中点了一下"6 - MP",就跳出了这个药的服药方式、注意事项等信息。"另外,你也可以在日历最下面一栏点'联系小南阿姨',我们就能视频电话啦。"

你并不是在独自战斗

小芸还沉浸在回忆中,手机铃声响了,是好朋友小丽的电话,说再过 5 分钟就到小芸家,来陪小芸吃晚饭。正在惊讶中,妈妈又敲门进来问要不要一起到饭桌前等好朋友。

坐在饭桌前,小芸又开心又狐疑,妈妈笑眯眯地说:"你不是一个人在战斗哦。"原来首次住院时,个案管理师小南也帮小芸妈妈装了一个"儿童慢病父母管理"APP,并告知她小芸是青少年,应鼓励她居家自我管理,父母版的 APP 主要目的是协助小芸,小芸操作的相关数据会同步传给小南和妈妈,如果出现问题,小南和妈妈会联手支持小芸。

那次出院前,小南根据小芸本次化疗骨髓抑制程度、治疗阶段、年龄、季节等因素,除了预测小芸会有疲乏等骨髓抑制相关症状外,还预测了抑郁的情绪风险,并指导了妈妈如何进行观察、利用同伴支持等手段来帮助小芸。

果然不出所料,这两天是治疗后血红蛋白降低的低谷期,小芸疲乏症状明显,并随着进入冬天雨季,情绪非常低落,甚至都不愿理"月野兔"。通过 APP 的微信平台,妈妈咨询了小南,并听取了"家长会"其他父母的建议。小芸妈妈一方面悄悄记录了小芸的行为改变,补充小芸没有完成的"症状自我报告"评估,一方面根据"小兔菜谱"烧了小芸喜欢的虾仁丝瓜,根据"小兔运动"提醒小芸午睡,希望通过饮食或活动手段改善她因为贫血导致的疲乏。最重要的是把小芸的好朋友请来,通过青少年期最重要的同伴力量帮助小芸度过情绪低落期。

入夜了,雨停了。一桌菜被分享得所剩无几,小芸和小丽坐在沙发上开心地说着悄悄话。手机又传来了《美少女战士》的音乐,小芸说这首歌现在可以变成"吃药歌"啦,原来吃药的时间到了,两个女孩相视而笑。虽然还是冬天,可是小芸的家里又恢复了春天的温度。

信息科技实践"四全"照护

儿童肿瘤的治疗是项艰巨而漫长的任务,需要全人(患儿的生理、心理、社会)、全家(患儿的家人)、全队(患儿的专业照护团队)和全程(医院、社区、住家)的"四全"照护。而信息化建设能突破时空局限,重塑慢病管理模型,使得照护癌症儿童的"四全"理念能从哲学层面落地至实践层面。

(沈南平　赵列宾)

—— 专家简介 ——

沈南平

沈南平,上海交通大学医学院附属上海儿童医学中心护理部副主任,主任护师,硕士生导师。上海市护理学会肿瘤专业委员会副主任委员、中国医药信息学会护理信息学专业委员会委员、国际儿童肿瘤学会委员。主要研究方向包括临床护理教育、儿童血液肿瘤护理、护理信息等。

实｜操｜篇：｜达｜人｜教｜程

十六、使用疼痛随访 APP 实现癌痛自我评估

　　如果肿瘤患者在院外感觉隐隐作痛，怎么办？很多肿瘤患者不想频繁去医院，所以在不影响日常活动的情况下，多数人会想着忍一忍。但疼痛可能会加重，有时不仅有慢性持续的疼痛，还可能出现急性爆发痛。或者一些老病号，对于身体的疼痛已经习惯了，会自己拿出止痛药吃。但不同程度的痛应该吃哪种药呢？吃多少呢？

　　这种"不找医生痛苦，找医生麻烦"的情况，随着移动医疗的推行而发生了改观。以"智能疼痛医生"APP 为例，来看看癌痛患者怎样进行疼痛自评并获得医生指导吧。

　　（1）扫描二维码下载"智能疼痛医生"APP，注册、登录后进入主界面，进入癌痛自测模块。

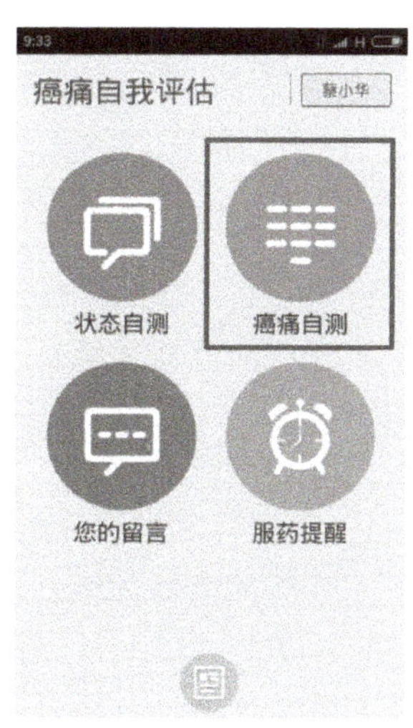

▲进入"癌痛自测"

（2）癌痛自测模块分为"每日测"与"随手测"，"每日测"可以帮助患者估计每天的疼痛最高与最低值，综合评价当日疼痛程度；"随手测"使患者可以随时向后台汇报当前疼痛状况，增加后台医生对患者情况的了解。

（3）以"每日测"为例演示操作步骤。进入"每日测"，进行疼痛自评。在屏幕上点击疼痛部位，根据自身情况选择疼痛程度。选择目前控制疼痛的药物及疼痛对日常的影响。

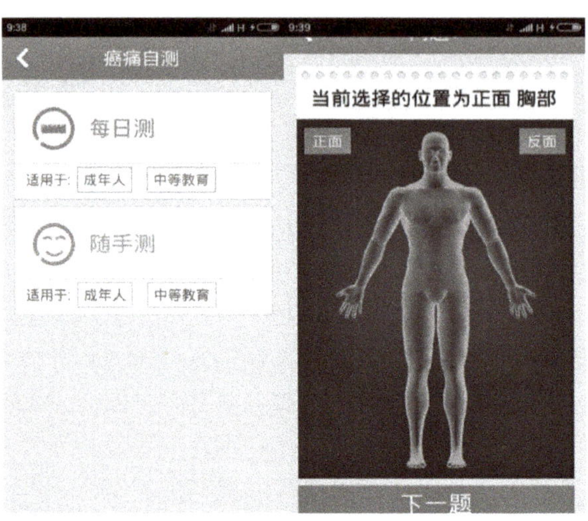

▲在屏幕上点击疼痛部位

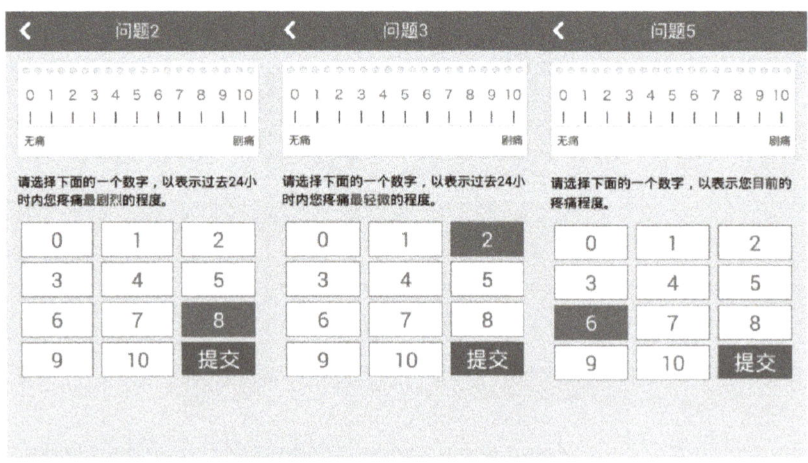

▲根据自身情况选择疼痛程度

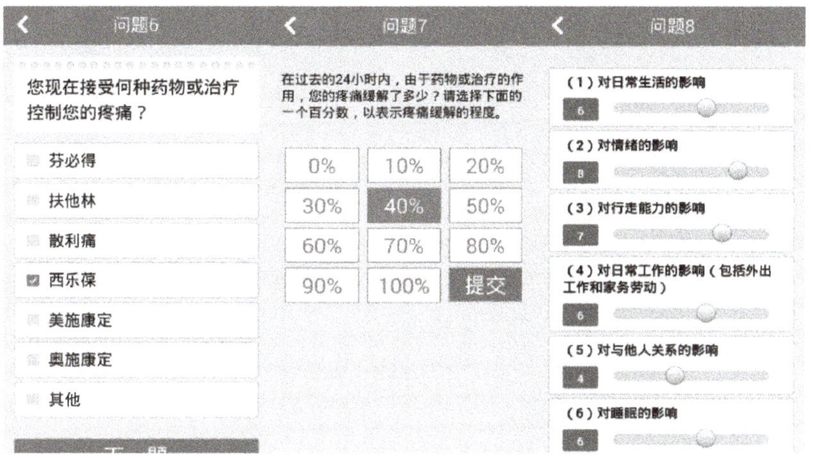

▲选择目前控制疼痛的药物及疼痛对日常的影响

（4）自评结束后，软件会自动分析患者状态及疼痛状况，并根据不同情况给予患者建议。如果疼痛情况非常严重，那么会有后台医生主动与患者联系进行进一步的治疗。

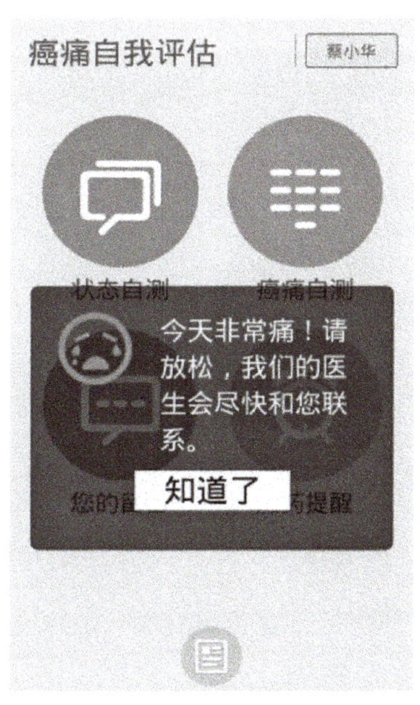

▲自我评估结果

（丁　罡）

十七、应用手机终端设置服药提醒

健忘是非常令人心烦的，因为可能会耽误很多事情。而对于癌痛患者来说，健忘耽误的可就是自己的身体了。癌痛的止痛治疗原则，其中一条就是"按时服用止痛药"。癌痛患者多数为中老年人，忘记服药或者按需而非按时规律服用止痛药的情况还是很多见的，而这样对身体危害极大。

下面就来介绍癌痛患者如何应用手机终端便捷地设置服药时间及剂量的提醒。

（1）下载"智能疼痛医生"APP，注册、登录后进入主界面，进入服药提醒模块。

（2）选择正在服用的药物及医嘱剂量。

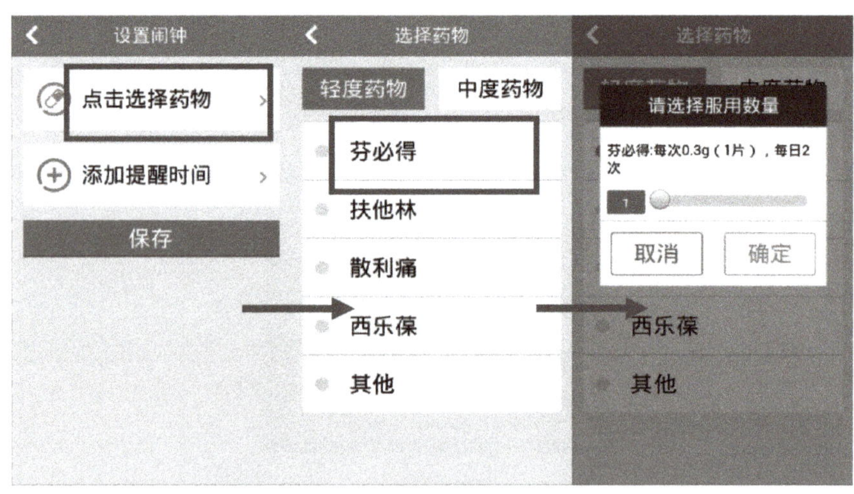

▲ 选择药物

（3）设置服药时间。

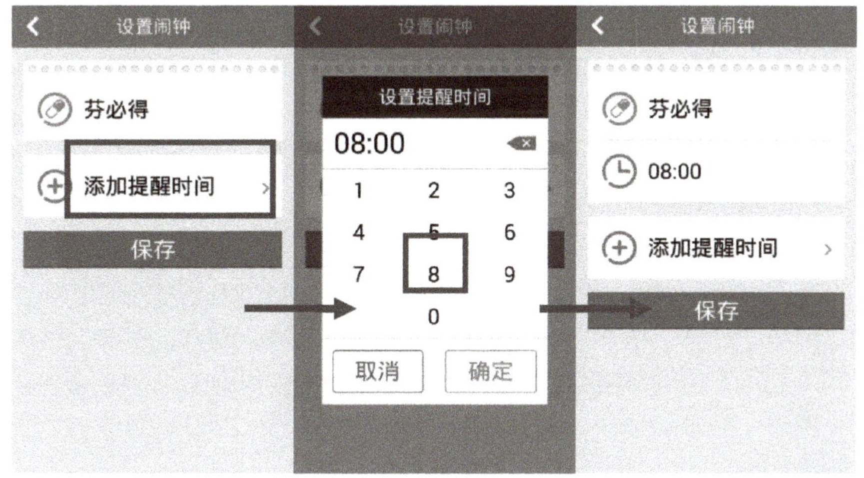

▲设置时间

（4）可以重复上述步骤进行多种药物、提醒时间的添加。

以上就是"智能疼痛医生"APP对于用药提醒方面的功能介绍，希望通过这款简洁方便的手机终端，能确保癌痛患者按时服药。

（张智若　丁　罡）

—— 专家简介 ——

张智若

张智若，研究员，上海交通大学公共卫生学院社区健康与行为医学系主任。中华医学会特聘研究员，上海市医学会互联网医疗专科分会副主任委员（负责科普工作），上海市疾病预防控制中心与上海交通大学公共卫生学院联合智慧健康研究中心主任，《中华医院管理杂志》等多家学术杂志编委及审稿人。

十八、血压数据管理平台实现医患共同监测

为进一步推进高效、便捷的血压管理模式，提高高血压慢病管理水平，上海邮电医院高血压专科探索利用互联网技术实现高血压的数据管理，获得理想效果。

采用的血压计设备是欧姆龙 HEM－7081－IT 智能血压计，该设备除具备进行家庭血压测试的基本功能外，同时具有通过蓝牙及 GPS 网络实现数据无线传输的功能。

血压数据管理平台采用智众网血压智能管理系统。该系统能将智能血压计采集的血压数据与患者身份匹配后上传至云端，结合专业的血压分析逻辑，为医生提供有效依据。现将具体操作介绍如下。

（1）准备具有无线传输功能的电子血压计；患者需要有安卓系统的手机（目前不支持苹果手机）；需要在有网络连接的情况下才能正常使用。

（2）在手机的软件市场下载一个"智众医疗"安卓 APP，下载完成后手机上会有 APP 图标。

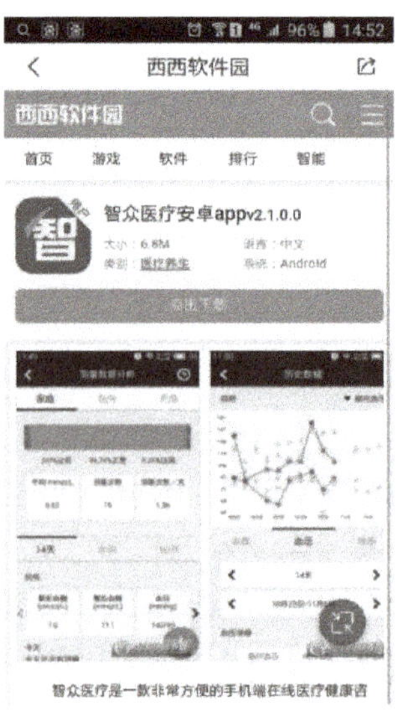

▲下载页面

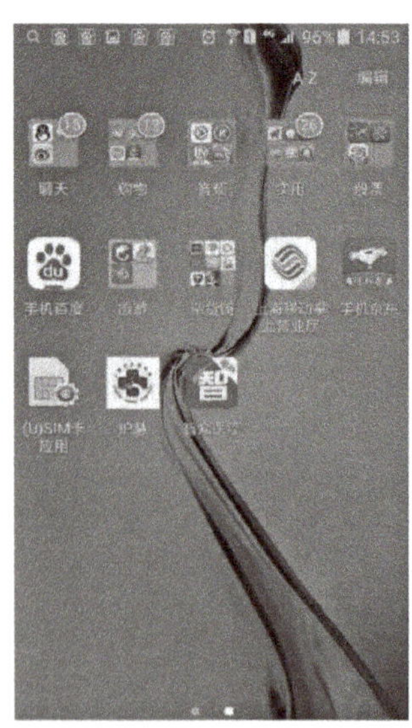

▲"智众医疗"安卓 APP 图标

（3）点击"智众医疗"APP 图标，进入界面。患者首次登入 APP 会进入登录页面，允许患者在初次使用 APP 时，完成注册、登录、找回密码等操作。APP 提供两种登录方式：手机验证码登录方式和账号密码登录方式。本 APP 支持多账号登录，但同一台设备同一时刻只能使用一个账号登录。

（4）绑定血压计。点击右上角的设置键，再点击"APP"→"添加新设备"，按照提示步骤添加血压计。

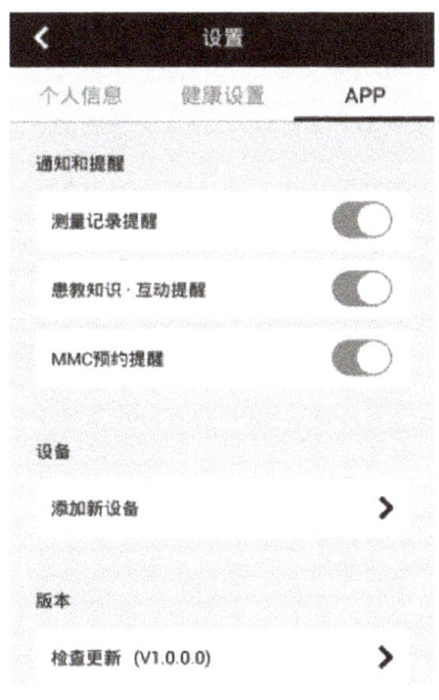

▲绑定血压计界面

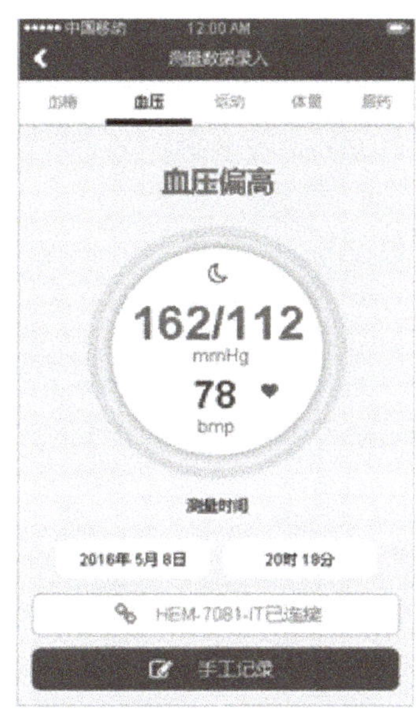

▲血压测量页面

（5）测量数据录入。患者在首页面点击屏幕中间（＋）号，画面跳转至数据录入界面。患者可通过数据录入先选择数据录入类型，直接进入对应录入页面。

当用户使用微信绑定当前用户时，如果在血压测量页面测量血压数据上传或者手动输入血压数据上传，上传成功后会收到来自微信的血压测量提示。

（6）查看数据。患者本人查看：点击"测量数据"，可以查看家庭、医院等测量的数据和分析。

专科医生查看：患者的数据会同步上传至智众医疗的数据管理平台，专科医生可以在平台上查看每位患者的血压情况，如果发现异常，医生会通过微信或者互动平台及时联系患者，了解病情并指导调整用药。

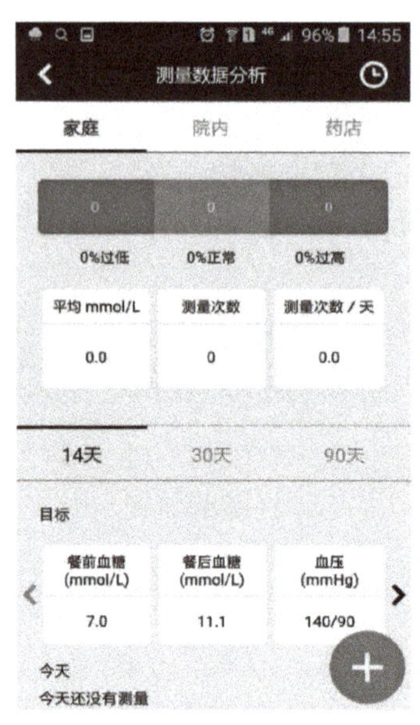

▲测量数据分析界面

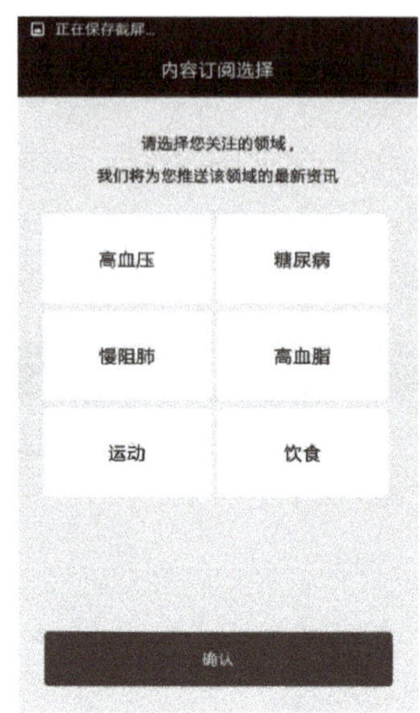

▲患教知识订阅

（7）患教知识订阅。患者可通过在侧边导航栏点击患教知识，进入患教知识图文列表页面。患者可通过 APP 获取平台推送的患教信息，可自定义患教栏目。

高血压是心脑血管疾病的重要危险因素，运用互联网技术与家庭血压监测结合，让家与医院不再有距离，我们将为您的健康保驾护航。

（于学伟　阙　挺）

十九、高效进行移动医疗咨询的"三步曲"

互联网和移动设备的发展给医疗带来翻天覆地的变化，美国就有一本非常著名的书《颠覆医疗》，预测技术带给医疗的巨大影响。对我国的患者来讲，如果能够通过这些技术进行一定程度的医疗咨询，就再暖心不过了！如何有效、快捷、靠谱地实现这一理想，可参考以下"三步曲"。

第一步：找到"靠谱"的移动医疗咨询场所

一般可以通过以下几个途径寻找。

（1）各大综合性医院官方网站。各大综合性医院官方网站一般都有各自的健康咨询专栏。找到专栏后，点击，按照个人身份实名认证注册、登录——进入提问页面。

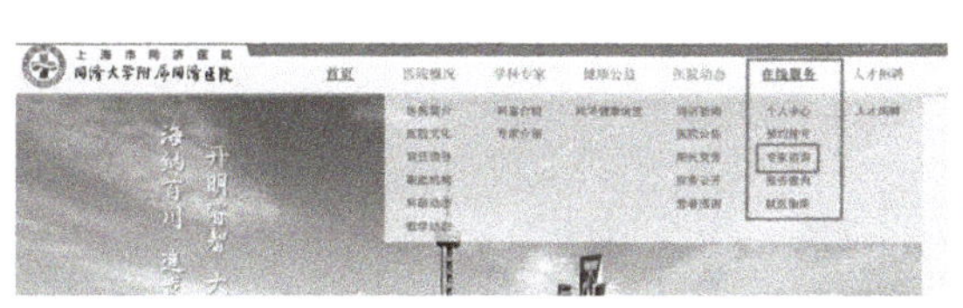
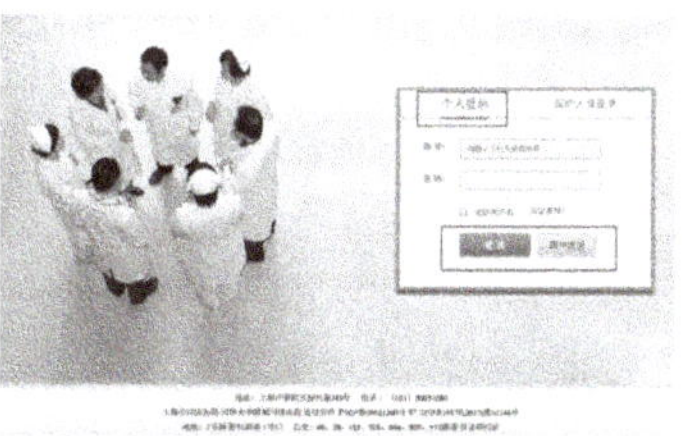

▲医院官方网站个人页面登录

（2）主流互联网医疗和移动医疗平台。以广泛用于医疗预约挂号、咨询等服务项目的"微医"为例，首先在手机上"APP 商店"中找到"微医"，下载、安装。安装后，如果进行医疗咨询，可以关注这样 2 个模块——免费咨询、在线问诊。免费咨询提交后一般由全科医生给予解答；在线问诊为付费模式，可以选择专科。以免费

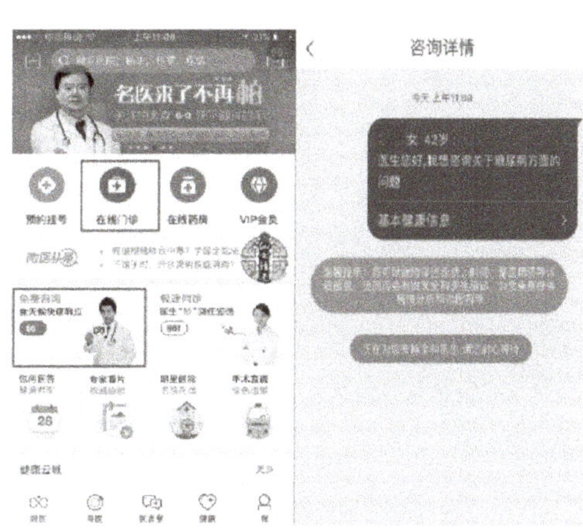

▲"微医"咨询主要页面

咨询为例：绑定患者身份后，确认患者信息，就可以选择自己要咨询的疾病方向，向医生咨询。

（3）以经过认证和备案的以医生为主体的互联网或者移动平台。目前，以医生为主体的医疗平台也被越来越多的患者和医生接受，通过在平台上接受患者咨询、帮助患者解决医疗问题，医生也同时积累个人口碑，形成一个以医生身份、医疗服务、患者评价为依据的医患交流空间。这些平台有网站、APP、线下工作人员和维护人员，基于互联网技术、移动技术、未来的人工智能技术，为优质规范医疗可及性提供更多空间和可能。

第二步：找到合适的医生进行咨询

如何判断一个医生是否合适，是进行互不相见的医疗咨询的重要环节。一般情况下，可以采取综合"网上评价"和"专家介绍"这两方面来进行。

在医院官方网站，一般是提问后，医院各专科医生会针对性地回答相应问题。通过各种医疗 APP 等公共平台进行咨询时，一般可以通过 2 种方式（以"好大夫在线"为例）。

（1）进入平台，通过按"疾病"找"医生"，可自主选择医院和医生进行咨询。

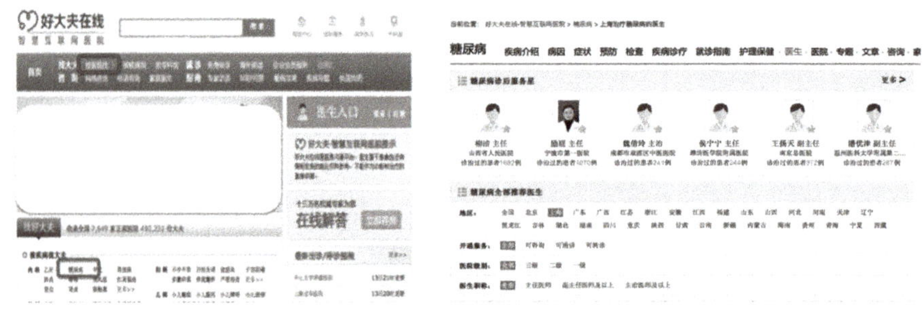

▲"好大夫在线"上按疾病找医生

（2）进入平台，通过按"医院"找"医生"咨询。以笔者所在的医院为例，可以在"上海"地区、"普陀区"选择"上海市同济医院"，进入相应专科，在专科可以咨询的医生中选择提供咨询服务的医生进行提问。

公共平台的医生对于网络咨询的支持态度不一，但都会通过比较明晰的方式显现，在各自网站上会标明"免费咨询""电话咨询""付费咨询"等。选择合适的医生后，选择自己接受的方式进行提问。

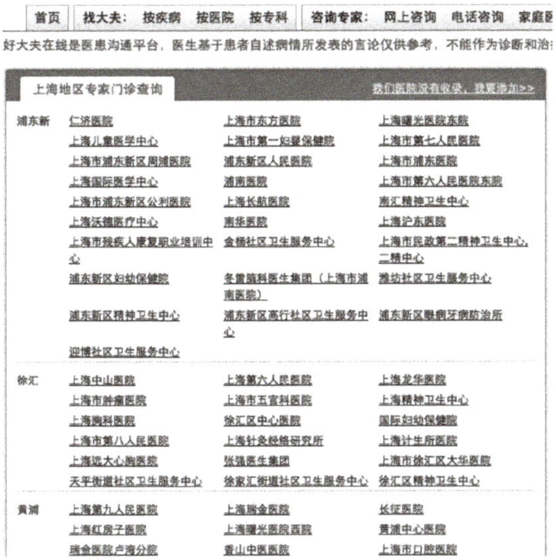

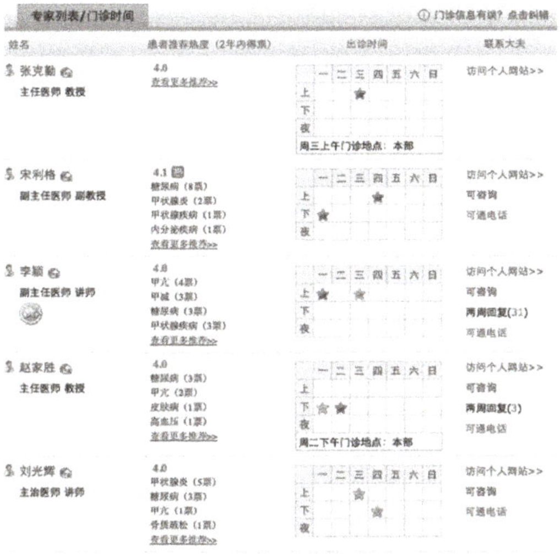

▲"好大夫在线"上按医院找医生

第三步：进行有效的咨询

医生的日常工作非常忙碌，在回复网络咨询时都是利用零星时间。患者在有限的几次交流中做好充足的准备，将个人资料和关注焦点表达清楚，是最为重要的。

目前各平台的交互形式都可以"图十文"，患者可以将自己的化验报告、病史等资料拍照上传给医生，同时将自己的问题归纳好，向医生提问。医生回答后，如果患者还是有疑问，可以进一步表达。

网络咨询准备材料要素包括：年龄、性别、目前主要不适或者想要咨询的主要问题、过去的健康状况、近期医疗检查检验报告、目前的困惑和想得到哪方面的帮助。检验报告最好以图片形式上传。

特别提醒

切记：不要在首次提问时以短句方式，和医生进行多次往返的互动。

通过"移动医疗"进行医疗咨询能够帮助患者解决困惑，指点方向，因各种医疗问题困扰的患者可以跨越空间、时间的障碍，得到专业的帮助。但同时因为疾病是复杂的，有共性也有个体差异，患者和医生对同一现象的认知也会有很大差异，应用移动医疗进行咨询不能完全替代当面诊治，尤其对于初次诊疗的患者，面诊更为全面准确。线下首次诊治和线上随访结合，或者通过线上医疗咨询找到方向后再进行线下面诊是更安全、高效的选择。

（李　颖）

二十、智能血糖仪的"三方管理"操作

自我血糖监测是糖尿病患者生活中非常重要的一部分。通过自我血糖监测记录，可以发现个人血糖变化规律、特点，日常生活对糖尿病患者个人血糖的影响，这些数据是指导患者调整生活方式，帮助医生为患者制定个体化治疗方案的重要依据。智能血糖仪能够将患者的血糖监测记录自动记忆、总结、归纳，并且能够对不合适或者危险血糖作出提醒和预警。同时，血糖仪可以与多个移动终端相连（终端由患者自主选择），患者血糖数据可以显示在家属、照顾者、医生的移动设备（以手机为主）上，为患者安全提供了外围支持和保障。

目前，血糖仪实现智能化，与移动设备相连大多采取蓝牙技术。蓝牙是一种无线技术标准，可实现固定设备、移动设备和楼宇个人域网之间的短距离数据交换。蓝牙可连接多个设备，实现数据同步。如果有患者、医生、家属的三方通力合作，智能血糖仪将发挥更大的效应。

患者如何连接智能血糖仪

（1）选择一款智能血糖仪。智能血糖仪一般在宣传上都会强调"智能"化，很多厂家用"smart"（聪明的）这一单词表示。因为目前移动设备采取蓝牙技术相连，智能血糖仪在显著位置会表明"蓝牙"（Bluetooth）。

（2）学习血糖仪说明书，搞清楚如何开启蓝牙。按照说明书操作。

（3）检测血糖时，注意有无蓝牙标志显示（很多血糖仪是自动开启蓝牙，如果您曾经关闭过蓝牙，注意打开）。

（4）按照所购血糖仪的要求，在移动设备（手机）上下载相应 APP，每次血糖测量值会在相应 APP 中同步。

（5）熟悉自己手机上的血糖管理 APP，定期同步。血糖仪每次检测的血糖值都会显示在血糖管理 APP 中，可以回顾数值，可以形成趋势曲线。血糖过高、过低时有相应颜色显示。这些数值可以帮助糖尿病患者了解自己的血糖情况。并且可以通过"配对法"等方法明确各种饮食、运动方式对个人血糖的影响。在每次就诊时可以将血糖值出示给主诊医生，方便医生为糖尿病患者提供个体化治疗方案。

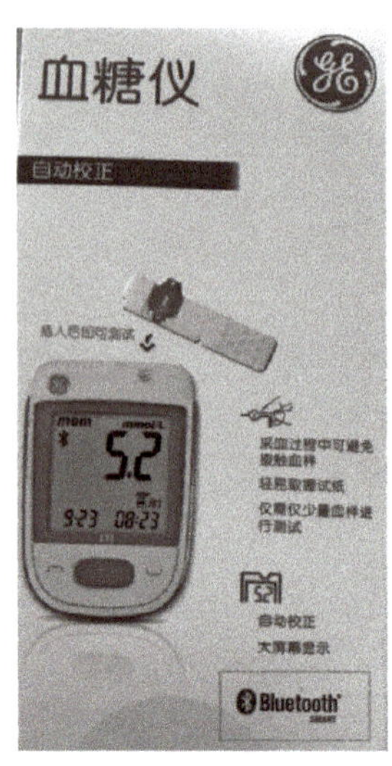

▲ 右下角为"智能""蓝牙"标志

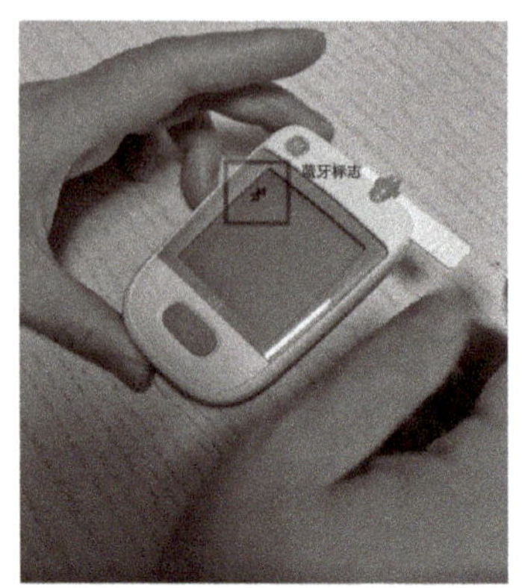

▲ 血糖仪显示蓝牙标志

医生如何"无缝衔接"管理

目前,血糖管理越来越趋向综合管理,能够实现医生—患者—血糖调节之间的"无缝衔接"是糖尿病管理的未来。

基于移动技术的糖尿病管理平台使糖尿病患者能够更多获益。部分血糖管理平台引入医生,使医生能够看到患者的血糖变化,进行个性化指导。患者通过血糖管理平台找医生,医生可以将患者加入患者群中,实现线上线下的全面指导。患者也可以直接请线下医生将您加入他/她的患者管理群。

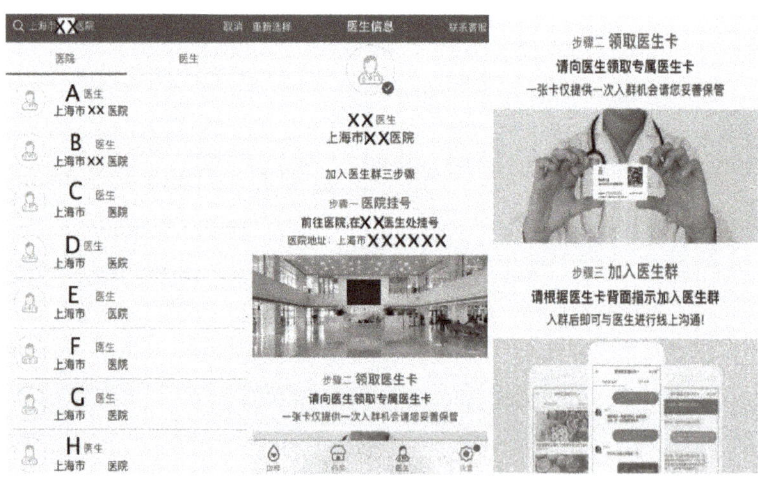

▲ 血糖管理 APP 页面

加入医生群后,医生就可以在自己的手机上看到患者的血糖数据。以下是医生手机端 APP 的界面。

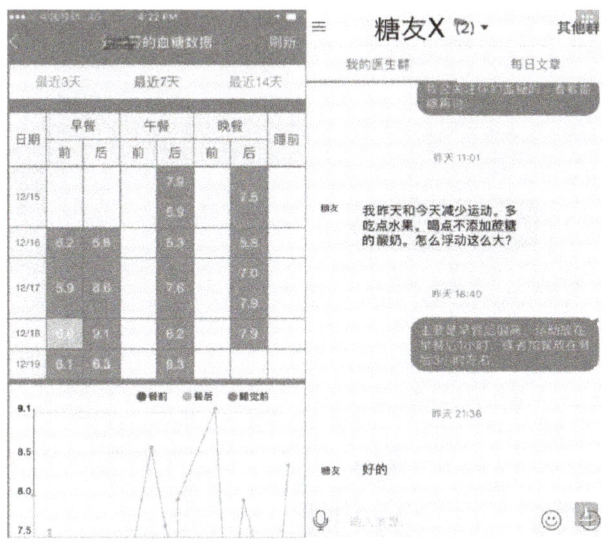

▲医生手机端 APP 的界面

家属如何参与管理

只要家属在自己的手机上下载与智能血糖仪对应的血糖管理 APP,应用患者的账号进入,就可以和患者一样知晓亲人的血糖数据了。患者家属也可以请医生将自己加入医生管理群,针对患者照顾的问题向医生咨询。

智能血糖仪充分发挥移动科技的特点,将物理设备、人体数据、手机终端、医患之间、家人之间的信息相连互通。掌握正确的使用方式,利用智能血糖仪能够帮助糖尿病患者更好地实现疾病管理,也使糖尿病患者得到更全面的指导和照顾。

（李　颖）

二十一、三大类工具找到合适的移动健康教育课堂

如何提高疾病自我管理能力，最关键的起始就是"获得和掌握正确的健康管理知识"。这一环节，如何通过移动设备来实现，是本文重点。为直观起见，我们以糖尿病患者为例，演示一下如何找到合适健康教育课堂的方式。

第一大类工具：围绕"疾病"的各种 APP

目前健康管理工具的一种重要呈现方式就是各种 APP，在手机上的"APP 商店"中搜索疾病关键词"糖尿病"，在若干与糖尿病相关的 APP 中选择一款。下载、安装、打开、体验，通过体验，来明确是否这是一款自己需要的 APP。

适合健康教育的 APP，需要呈现专业的、系统的、可操作性强的健康知识。在阅读相应文章时，关注是否有这些要素，工具传播的健康知识是否对指导自己的日常生活有效。

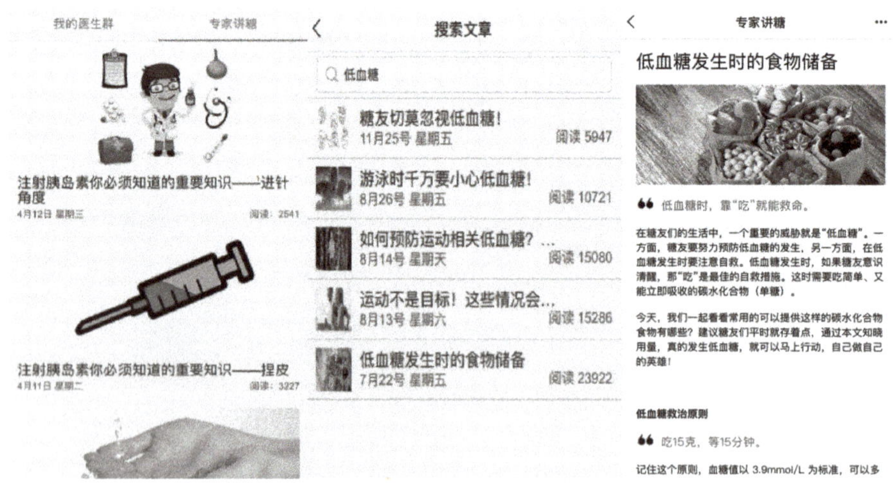

▲ APP 上的各种医疗科普文章

移动医疗

第二大类工具：围绕"疾病"的各种微信公众号

（1）广泛撒网，通过体验筛选。在微信的搜索公众号功能中输入关键词"糖尿病"或"糖"，会出现很多与糖尿病有关的公众号，选择那些有医疗机构、科研机构、出版机构背景或者经过认证的医生个人开设的公众号。一个公众号的内容是否合适，需要关注后体验、观察才更能够确定。

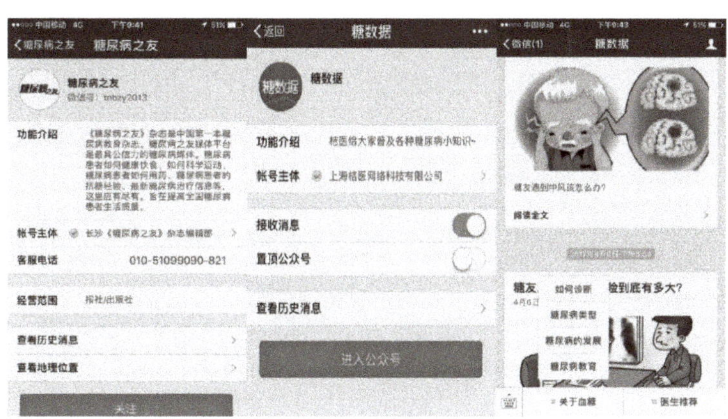

▲各种糖尿病相关微信公众号

（2）直接在就诊时咨询医生，或者直接关注就诊医院、科室为患者教育注册的公众号。一般大型综合性医院各专科都会针对慢性病设立相应的健康教育项目。

第三大类工具——分散在各大综合性医院"健康园地"的相应健康教育资源

以笔者所在单位为例。进入"上海市同济医院"官网，可以看到"健康公益"栏目中"同济健康讲堂"，在讲堂中有医院专家为患者进行健康教育的具体内容，患者可以根据个人需求选择。

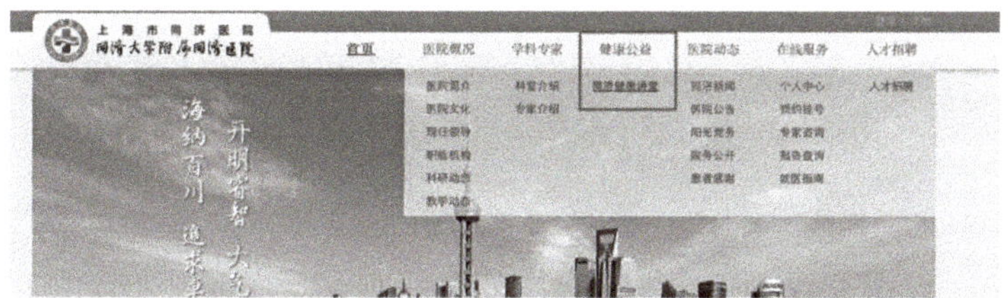

▲"上海市同济医院"官网

讲堂在线　Lecture Online

[课程]	头晕要警惕脑缺血发作	2016-10-10
[图文]	阵发性头痛-颅内动脉瘤破裂的先兆症状	2016-09-02
[图文]	中耳炎的防治	2016-08-20
[课程]	[媒体报道]早起手腕、手指关节僵硬别小觑	2016-07-07
[课程]	[媒体报道]高血压越发年轻化值得警惕!	2016-06-07
[图文]	秋季养生小贴士	2016-05-11
[课程]	[媒体报道]大量饮用冰啤酒也会得胰腺炎吗?	2016-04-20
[图文]	[媒体报道]颈肩腰腿痛治疗要"趁热"	2016-03-08
[课程]	PICC自我护理	2016-02-04
[课程]	糖尿病患者知识——什么是糖尿病	2016-01-04
[课程]	糖尿病患者知识——认识食物篇	2015-12-04

▲"讲堂在线"界面

第四类工具——主流医疗平台相关疾病单元

以"好大夫在线"为例,医生们基于各自专业会撰写很多科普文章,通过相应"疾病"入口,可以自学很多健康管理知识。

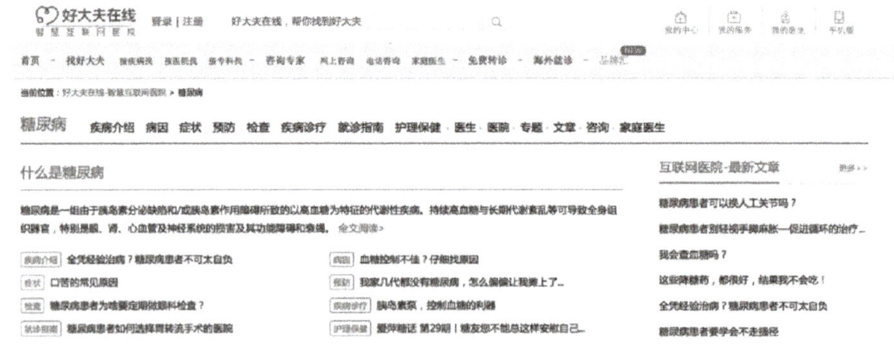

▲主流医疗平台上有很多科普文章

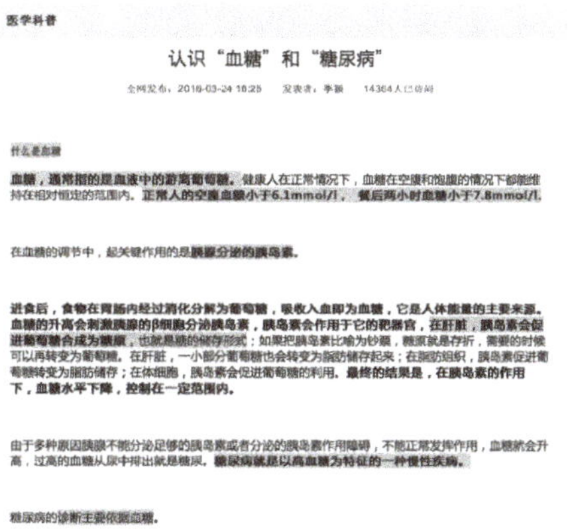

医学科普

认识"血糖"和"糖尿病"

全网发布：2016-03-24 16:25　　发表者：李颖　　14364人已访问

什么是血糖

血糖，通常指的是血液中的游离葡萄糖。健康人在正常情况下，血糖在空腹和饱腹的情况下都能维持在相对恒定的范围内。正常人的空腹血糖小于6.1mmol/l，餐后两小时血糖小于7.8mmol/l。

在血糖的调节中，起关键作用的是胰腺分泌的胰岛素。

进食后，食物在胃肠内经过消化分解为葡萄糖，吸收入血即为血糖，它是人体能量的主要来源。血糖的升高会刺激胰腺的β细胞分泌胰岛素，胰岛素会作用于它的靶器官，在肝脏，胰岛素会促进葡萄糖合成为糖原，也就是糖的储存形式；如果把胰岛素比喻为钞票，糖原就是存折，需要的时候可以再转变为葡萄糖。在肝脏，一小部分葡萄糖也会转变为脂肪储存起来；在脂肪组织，胰岛素促进葡萄糖转变为脂肪储存；在体细胞，胰岛素会促进葡萄糖的利用。最终的结果是，在胰岛素的作用下，血糖水平下降，控制在一定范围内。

由于多种原因胰腺不能分泌足够的胰岛素或者分泌的胰岛素作用障碍，不能正常发挥作用，血糖就会升高，过高的血糖从尿中排出就是糖尿。糖尿病就是以高血糖为特征的一种慢性疾病。

糖尿病的诊断主要依据血糖。

▲"好大夫在线"的医学科普文章

　　健康知识专家给，移动媒介技术连。消化吸收个人行，疾病管理环环畅。

　　移动设备和各种传统媒体、新媒体给健康管理知识普及带来了新气象，在海量的健康知识面前，通过有效的手段找到自己需要的健康管理知识，持之以恒，将这些知识系统化，融入自己的生活，拥抱健康的生活方式，就是自己送给自己最真诚的礼物。

（李　颖）

二十二、自助服务机的便捷挂号操作

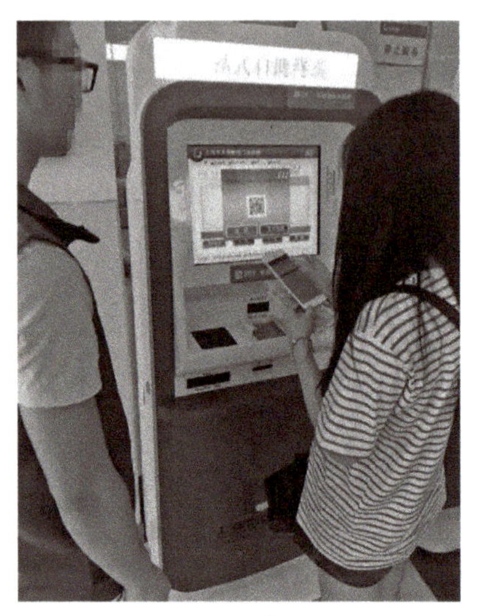

▲ 自助服务机

患者去医院就诊时，在挂号付费、检验检查交费、交药费、拿药等环节，需要经历多次重复排队、无效往返，非医疗等待时间明显过长，导致患者产生急躁、郁闷的情绪。

自助服务机有助于减少患者排队等候时间，以下介绍上海市儿童医院的多功能自助服务机。该院的自助服务机以集中设置和分诊区设置相结合的形式，合理布局集"预约、挂号、付费、满意度测评"等多种服务功能为一体。同时，医院依托信息化建设，升级付费功能，在原现金、银联支付的基础上，实现"支付宝""微信"扫码等移动支付。随着自助服务日益为患者所接受，尽管医院近两年的门诊业务量呈现快速增长，但在窗口工作人员未有增加的情况下，排队现象仍有所缓解，目前自助服务机的使用率已超过60%。

下面就以图示，来看看如何具体操作进行自助挂号。

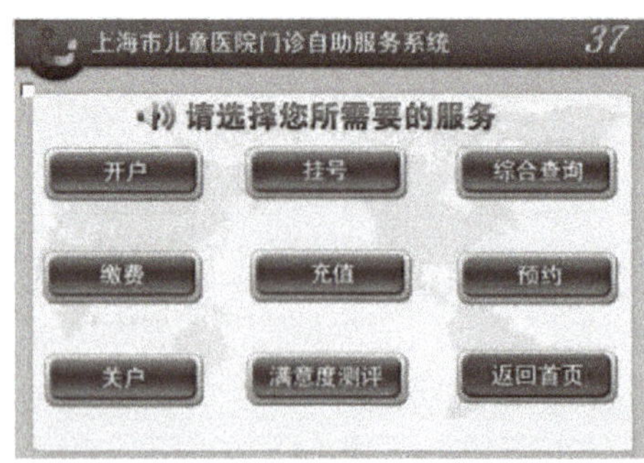

▲ 刷社会保障卡或者就诊卡，点击"挂号"

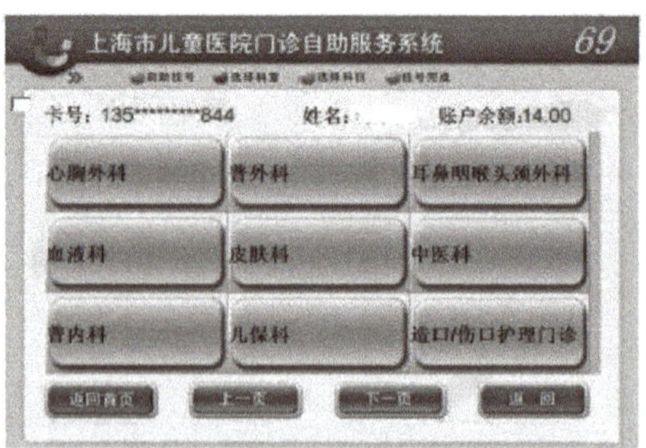

▲ 选择挂号科室

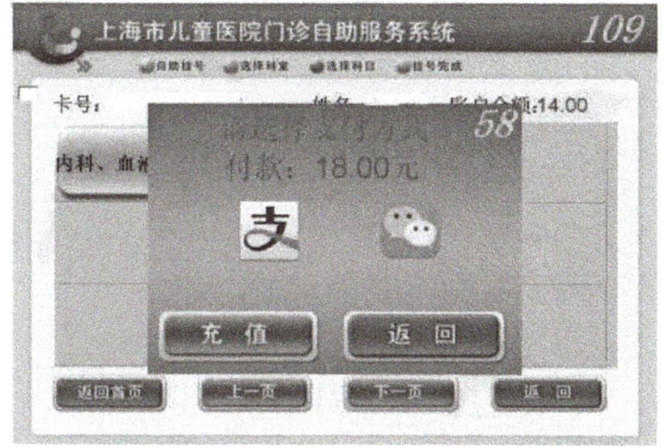

▲在支付界面点击"缴费"，选择支付宝或微信支付，弹跳出现二维码，用手机扫码支付，最后支付完成，返回首页。

（高春辉）

二十三、"掌上儿中心"APP 快速就医流程

"掌上儿中心"APP 应用由上海儿童医学中心推出，其功能包括：在线预约挂号、智能叫号、诊疗信息和报告查询、全景导航、最新医疗信息推送等。简单下载和安装医院的 APP 程序后，就能轻松了解医院楼宇和科室分布、专家介绍、出诊安排、住院流程等信息。

平台还具备健康档案的功能，即让家长实时在线查询患儿在上海儿童医学中心历次的就诊信息、检查报告及消费明细等。特别是，针对医院门诊就诊等候空间不够宽敞、候诊区人流较多等问题，系统特别研发了"智能叫号"功能，患儿和家属不用在拥挤的候诊区排队，可以更加自由地选择休息等候地点，根据系统提示信息，潇洒地完成候诊过程，这更符合儿童看病的实际情况。

"掌上儿中心"APP 注册指南

（1）注册。APP 安装完成后，点击"注册"；在提示框内分别输入您的常用手机号、预设定的密码；点击"获取验证码"，验证码将通过短信形式发送至您所输入的手机号上；查看手机短信并输入正确的验证码，点击提交，完成注册。

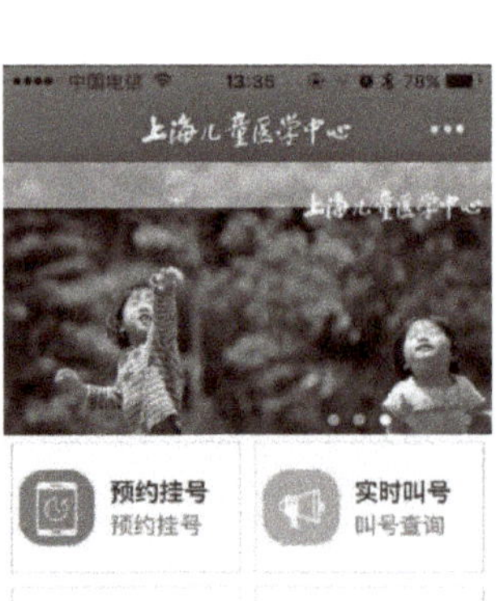

▲"掌上儿中心"主页面

（2）登录。输入您的账号、密码进行登录。

（3）完善个人信息。首次登录，可直接点击完善个人信息，进行个人信息的录入。二次登录可进入个人中心，再编辑个人信息。录入个人信息时，需注意个人信息的真实性和对应性。

（4）添加家庭成员。在"宝贝管理"界面中可添加多个家庭成员，并为每位家庭成员绑定各自相应的就诊卡。查询过程中，选择相应的家庭成员分开查询。

（5）开始使用。按照界面的功能导航及页面提示使用信息查询、医院导航等功能，或编辑家

庭成员信息。

"掌上儿中心"APP 使用指南

（1）预约挂号。点击"预约挂号"，可以看到"预约挂号须知"；仔细阅读后点击"预约挂号"→"专家预约"，可以选择"相应科室"→"选择专家"。每位专家均有详细的专家简介和排班信息，在"排班信息"中，可以查阅看诊时间、挂号费和目前预约情况，点击红色"去预约"→"确认"即可；同时，会收到预约短信通知。

（2）实时叫号。点击"实时叫号"，可以实时看到当前叫号状态。

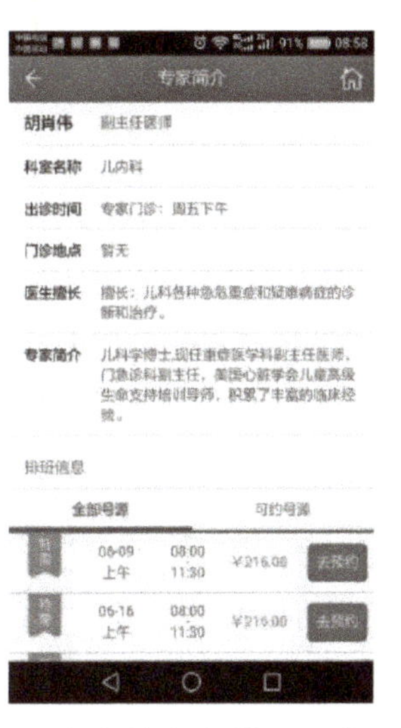

▲专家简介和排班信息

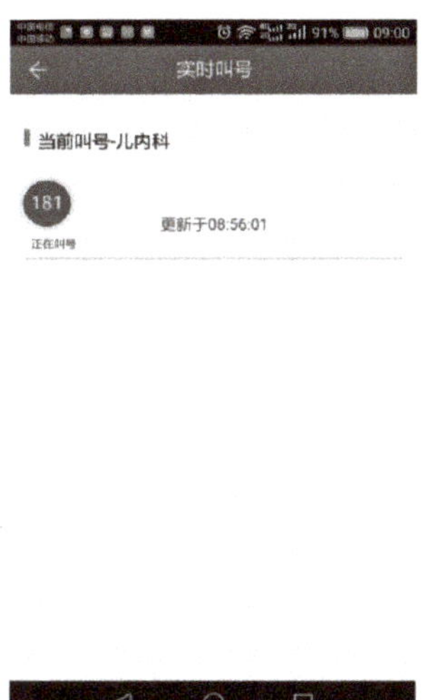

▲实时叫号

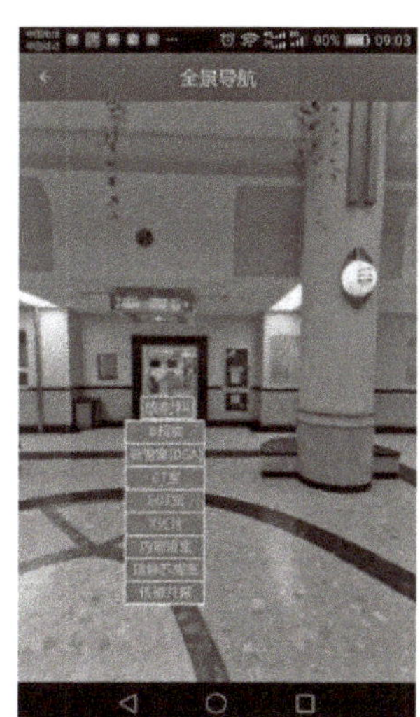

▲"导医服务"的全景导航

（3）查阅检查/检验报告。点击"检查/检验报告"，可以查看患儿相关的检查、检验报告结果。

（4）导医服务。点击"导医服务"，可见包括医院简介、楼宇分布、全景导航、院外导航、就医指南和信息公告等功能的介绍。

（5）信息查询。点击"信息查询"，可以查阅预约记录、就诊记录、检查记录、检验记录和费用记录。

（田　丹　赵列宾）

二十四、移动支付挂号和付费指南

为优化医院管理、实施便民举措，很多医院推行了"门诊一站式付费"工作。上海儿童医学中心的自助服务机支付和支付宝支付全面对接，家长既可到医院自助服务机器上进行付费，也可在手机上完成支付功能，不需要在窗口排队付费。

（1）"支付宝"预约挂号。打开"支付宝"→点击"医疗服务"→点击"挂号就诊"→选择"上海儿童医学中心"→点击"预约挂号"→选择科室→选择专家→根据排班信息进行预约。

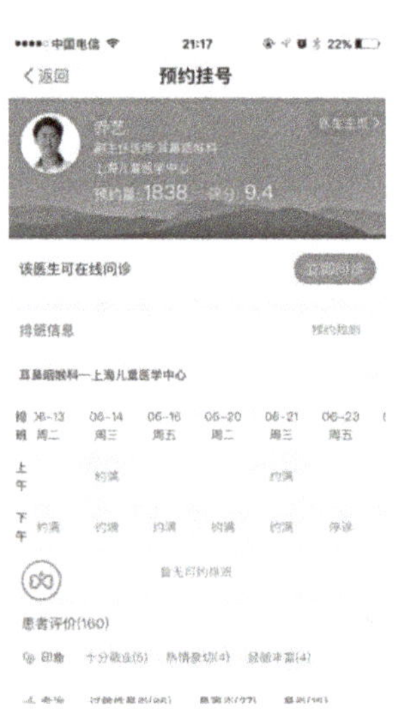

▲ "支付宝"预约挂号

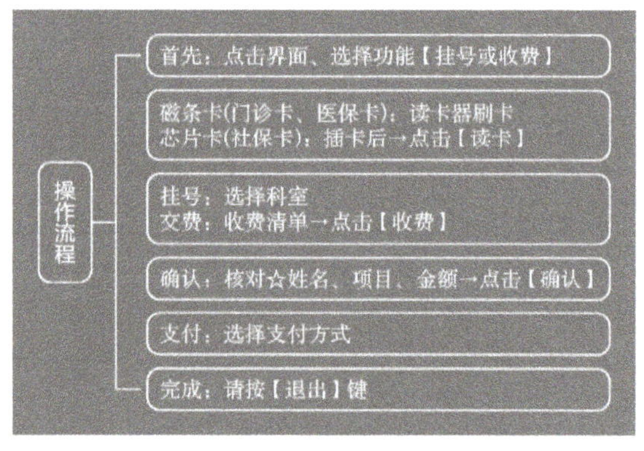

▲ 自助服务机操作流程

（2）医院自助服务机操作。医院自助服务机主要包括挂号和缴费两项功能。首先，点击界面，选择"挂号"或"收费"。刷卡后，若挂号，则选择相应科室；若缴费，查看收费清单，点击"收费"。然后确认患者相关信息和收费金额，点击"确认"。

（3）选择支付方式进行支付。若选择支付宝支付，扫码即可完成支付。

此项服务举措，让患者在看病过程中"少走路，少跨楼层"，进一步缩短就医时间和提高患者的就医满意度。

（田　丹　赵列宾）

二十五、自助报告打印机"人休机不休"

以往,医院检验报告单由检验科工作人员统一打印,集中到报告单领取处发出,由患者自己领取。患者在报告单领取处需要从大量报告单中逐一查找,容易出现报告单丢失、累积、混淆、信息泄露等情况。同时,领取报告单的人员集中,给患者带来诸多不便。

为应对这些弊端,很多医院采购了自助报告打印机,患者可自助打印,获取报告。"人休机不休"的模式,使患者可以根据自己的时间安排,不限时地领取检验报告,大大方便了患者就诊。

（1）在自助报告打印机上取报告,只要轻松一刷扫,检验报告单就自动打印出来了。整个过程只需几十秒,就像在 ATM 机里取钱一样方便。

（2）若检验报告已经完成,系统会自动打印出报告单,并通过消息框提示患者取走检验报告。

（3）若报告未完成,则系统通过消息框提示:"标本正在处理中。"

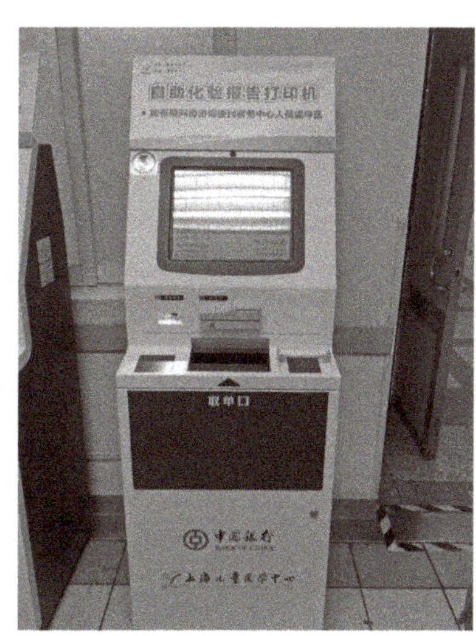
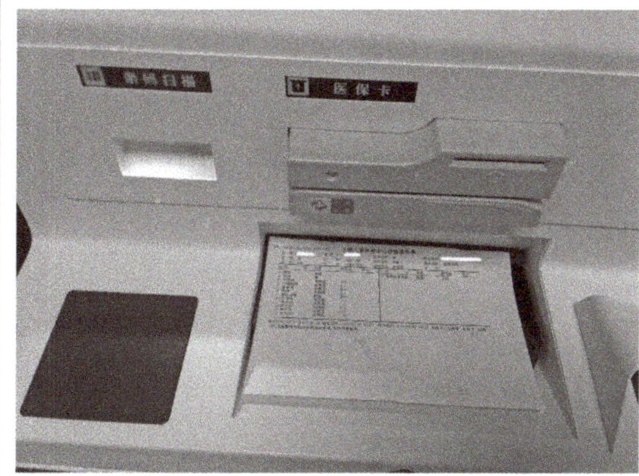

▲自助报告打印机

（田　丹　赵列宾）

CHAPTER FOUR

医疗大数据

扫|盲|篇：|概|念|概|况|

一、医疗大数据在医疗过程中的巨大作用

医疗数据是指医生治疗患者过程中产生的数据，包括患者基本数据、入院/出院/转院数据、诊疗数据、医学影像数据、医疗费用数据等。任何一个初具规模的医院，每天接待上万的患者前来就诊，日积月累，这个数据量将呈几何倍增。随着医疗卫生信息化建设进程的不断加快，医疗数据的类型和规模正以前所未有的速度快速地增长，形成了医疗大数据。

医疗大数据的类别

（1）医药研发大数据。大数据技术的战略意义在于对各方面医疗卫生数据进行专业化处理，可以使对患者甚至大众的行为和情绪的细节化测量成为可能，挖掘其症状特点、行为习惯和喜好等，找到更符合其特点或症状的药品和服务，并针对性地调整和优化。医药公司在新药品研发阶段，可以通过大数据建模和分析，确定最有效的投入产出比，从而配备最佳资源组合。除了研发成本，医药公司还可以更快地得到回报。同样通过数据建模和分析，医药公司可以将药物更快推向市场，生产更有针对性的药物，获得更高潜在市场回报和治疗成功率的药物。

（2）疾病诊疗大数据。2012 年，我国高血压发病率接近 18％，患者接近 2 亿，糖尿病患者约 5 000 万，血脂异常患者 1.6 亿。通过健康云平台对每个居民进行智能采集健康数据，居民可以随时查阅，了解自身健康程度。同时，提供专业的在线专家咨询系统，由专家对居民健康程度做出诊断，提醒可能发生的健康问题，避免高危患者转为慢性病患者，避免慢性病患者病情恶化，减轻个人和医保负担，实现疾病科学管理。

另外，通过对大型数据集（例如基因组数据）的分析提供个性化医疗方案。个性化医疗可以改善医疗保健效果，比如在患者出现疾病症状前，就提供早期的

检测和诊断。

（3）公共卫生大数据。大数据可以连续整合和分析公共卫生数据，提高疾病预报和预警能力，防止疫情暴发。公共卫生部门则可以通过覆盖区域的卫生综合管理信息平台和居民健康信息数据库，快速检测传染病，进行全面疫情监测，并通过集成疾病检测和响应程序，进行快速响应，这些都将减少医疗索赔支出，降低传染病感染率。通过提供准确和及时的公共健康咨询，将会大幅提高公众健康风险意识，同时也将降低传染病感染风险。

医疗大数据的特性

（1）数据规模大。随着信息存储系统的发展与广泛应用，各大医院的各种医疗数据已激增至数十乃至数百 TB（百万兆）。这个数量仍在加速增长，不久就可能突破 PB（千万兆）级。

（2）数据结构多样。医疗数据通常会包含各种结构化表、非（半）结构化文本文档（XML 和叙述文本）、医疗影像等多种多样的数据存储形式。

（3）数据增长快速。一方面，医疗信息服务中包含大量在线或实时数据分析处理，例如，临床决策支持中的诊断和用药建议、流行病分析报表、健康指标预警等；另一方面，得益于信息技术的发展，越来越多的医疗信息被数字化，因此在很长一段时间里，医疗卫生领域数据的增长速度将依然会很快。

（4）数据价值巨大。毋庸置疑，数据是石油、是资源、是资产，医疗大数据不仅与每个人的个人生活息息相关，对这些数据的有效利用更关系到国家乃至全球的疾病防控、新药品研发和顽疾攻克的能力。

医疗大数据的应用

近年来很多国家都在积极推进医疗信息化，医疗机构也早就积攒了海量数据，这使得我们有资源来做大数据分析。目前，为了提高医疗水平以及人们的健康水平，大数据技术被广泛应用，发挥了巨大的作用，提高了医疗效果和医疗效率。下面我们来看看医疗大数据的具体应用。

（1）辅助诊疗。由于疾病的复杂性，需要医生有长期的知识积累和临床实践，而每个医生在提出诊断和治疗方案时，总会存在一定的局限。建立临床决策支持系统，可以在诊疗过程中将更多的经过验证的临床实践和研究结论提供给医生，帮助他做出更加合理的判断。一般临床决策支持系统由知识库、推理机和用户反馈模块组成，其中知识库包括已知的临床知识和规则，也包括从临床数据中通过机器学习获得的知识。这两方面知识的积累，依靠大数据技术都将取得快速发展。

生活实例

　　高血压是最常见的慢性病，也是心脑血管病最主要的危险因素，而作为脑卒中、心肌梗死、心力衰竭及慢性肾脏病等主要并发症，不仅致残、致死率高，也严重消耗医疗和社会资源，给家庭和国家造成沉重负担。现在通过医疗机构和疾病预防控制机构掌握的高血压患者群血压数据、服药治疗数据、心脑血管事件发生数据和死亡数据，进行整合分析，可以更精确地评估不同类药物治疗方案对高血压患者最终导致心脑血管事件的发生率。由此形成的知识库，通过临床决策支持系统可以为广大的基层医生提供高血压治疗的支持。

　　而在美国，医疗保险公司 Wellpoint 也已经开始通过运用 IBM 的 Watson（沃森）系统，帮助医生来针对患者的病情进行诊断，目前已服务 7 000 万人。Watson 系统在设计之初，只是用来进行分诊的辅助。而如今，通过建立和完善临床知识库，Watson 已经可以依据与疗效相关的临床、病理及基因等特征，为医生提出临床治疗建议。在癌症治疗领域，目前需要一个月或更长时间才能制订出针对性的药物治疗方案，未来利用 Watson 的认知计算技术可以将周期缩短至一天，极大提高癌症患者的治愈率。基于大数据技术，机器的诊疗准确率甚至可能超过人类历史上最有名的医生。

　　Watson 在医疗、医药行业可以帮助肿瘤中心做几个复杂癌症疾病的诊断和数据分析；还能够帮助分析疾病风险，保证理赔过程的合规性、合理性，防止滥用和欺诈，保证保险公司基金的安全；医疗机构也可以利用 Watson 规范医疗费用。

　　（2）影像数据分析利用。随着医学技术的发展，医生诊治患者越来越多地依赖于现代化的检查结果，X 线、CT、B 超、胃肠镜、血管造影等医学影像检查的应用也越来越普遍，随之而来的就是医学影像数据的海量增长。由于在临床诊断和医学研究方面，对图像的分辨率有较高的要求，所以医学影像图像通常比一般的图像更大、更复杂。

　　如何在跨医院的协同服务中，有效共享患者影像信息，实现海量影像数据的跨医院交互，从而提高医疗服务的品质，已经成为区域医疗信息化建设亟待解决的问题。

目前利用大数据技术，对医学影像进行纹理特征提取，将统计法和结构法有机结合，建立影像特征库与诊断报告之间的索引。医生输入的影像信息，自动匹配数据库中的索引记录，找出相关的影像和诊断报告，为医生诊断提供建议和参考。

同时，影像数据库对于医学生的教学也有帮助，影像特征资料库就如同一个稳定、高容、灵活的教学平台。通过实践证明，利用影像特征库可以节省75％的影像医学教学准备时间，提高临床学习效率40％左右。与传统型医院相比，采用影像特征库的医疗机构影像专业住院医师培训周期缩短3～6个月，临床学科住院医师影像医学考核分值高7％～16％，从而实现临床教学自主化，为临床不同层次教学提供有力后盾。

（3）疾病预测。很多时候，如果能提前预测疾病的出现或病情的发展趋势，就能尽早地对患者进行预防或治疗。而面对庞大而复杂的医疗数据，可以采用数据统计、数据挖掘、机器学习等数据分析技术，来辅助疾病预测。

比如阿尔茨海默病（老年痴呆症），研究表明，通过模型，根据磁共振图像、患者临床评分、认知量表结果等数据，可以对患者一年后智力状态进行预测。再比如脑卒中是导致死亡的三大疾病之一，也是导致严重长期瘫痪的基本原因。准确预测脑卒中，对患者尽早进行干预有很大帮助。

（4）严重临床事件预警。每年，在医院中有4％～17％的患者因为心肺或呼吸衰竭而死亡，这些事件称为严重临床事件。临床研究发现，如果能在严重临床事件出现之前提供预警，患者的生命往往是可以挽回的。目前，利用医学知识和数据挖掘技术，建立了一些能够进行健康或病情评估的评分系统，比如利用决策树技术对头部受伤患者可能出现的结果进行预测，通过分析该患者现有的数据并预测出若干个可能的结果，用来辨别其是否有病情恶化的风险，是否需要在加护病房或特护病房接受特别护理，这当中会涉及一些自动监管方法与算法。

（5）新药研发。传统的新药研发需要逐一测试化合物的生物活性，高通量筛选可以通过计算机辅助分析提高一定的工作效率，但是没有充分利用现有的数据信息，因此虽然这种方法仍是药物发现的金标准，但其过程消耗的人力物力已明显阻碍了新药研究进程。数据挖掘技术结合计算机辅助设计思路可以减轻传统的工作量，提高新药探索命中率。

数据挖掘技术与聚类分析、神经网络等分析方法结合，可以发现具有相似药理作用的化合物。因为根据化学结构与药物疗效关系理论，具有相似作用的化合物的空间结构特征表现具有一定的共性。其分析结果可以用于已知化合物作用的优化以及帮助设计具有期望作用的化合物。通过聚类分析具有相同化学性质的分子，归类到一个集合中，每发现一个新的化合物，根据其分子结构特征与其他已知分子比较并归类分组，可以帮助研究者发现新化合物中发挥药理作用的分子基团。数据挖掘可以测量该分子对特定疾病的化学活性大小，并且确定发挥作用的基团。这种方法可以综合大量分子信息，有望开发出一种超级化合物分子——仅具有所期望作用的结构，其他方面作用很弱。

（6）监测药物不良反应。据统计，全世界可被阻止的药物不良反应数量在入院患者中占有 3.7%，而这对医疗卫生系统来说却是个很大的负担。数据挖掘技术已经用于发现各种治疗不良反应的关联，大数据分析可以发现那些仅在规模较小的患者群中发生的药物安全信号，进而发现与主流人群不同、对某种药品治疗反应有差异的特殊人群的最佳治疗药品。药品不良反应文本挖掘技术也受到广泛重视，发展迅速，尤其是自然语言处理技术对病历处理的进步，可以发现更多的药品不良反应。

大部分药物不良反应是由药品—药品反应，即药品之间的反应引起的，有时候甚至包括一些常见药物，如治疗高血压的药物。如果利用数据分析来进行药品之间反应的识别、预测，则可以避免一些不良反应的发生。

（7）病种质量分析。医疗质量管理是提升医疗服务水平的核心，是一个需要不断完善和持续改进的过程。病种质量是一种以医疗服务过程质量管理为主的管理手段，旨在通过评价病种诊疗过程质量管理措施，开展横向对比、分析，并通过运用区域医疗的大量共享信息资源，实现区域内病种质量管理先进经验的共享，最终持续改进医疗质量、提升医疗服务水平。

针对每种患者或者病历的临床数据指标与数据项，系统能够提供相应的个案详细列表。包括个案与监测指标、分析数据相关的诊疗事件信息，针对诊疗事件有详细的分析和提取过程记录，同时提供与电子病历的链接，能够进一步查阅个案对应的详细诊疗信息。通过分层溯源的方式，为临床数据的可靠性提供良好的保障。

基于区域医疗整合统一的临床大数据，通过不同应用分析主题，区域医疗平台能够提供不同组织间、临床医务人员、不同病例人群间的监测指标、分析数据的对比。通过病例组成、分布、趋势等分析对比进行数据的展现。同时借助管理基线、历时数据基线、修订基线等多种基线分析方式对临床数据进行综合性的数据对比，帮助发现数据特征、发现潜在的分析模型。

基于区域医疗大数据可以建立医疗质量检测指标分析平台、临床绩效分析平台，在这两个平台中需要使用监测指标分析；而基于临床数据中心的智能分析引擎，按照临床事件逻辑建立的临床数据中心，在关键临床数据的驱动下，按照临床事件分析逻辑进行监测指标的智能分析。能够支撑在复杂临床逻辑下的指标分析与监测。同时能够支持按照不同证据等级的临床事件数据分析不同证据级别的临床指标监测。

（8）个性化医疗。个性化医疗是指为患者量身设计出最佳治疗方案，以达到治疗效果最大化和不良反应最小化的定制医疗模式。实现个性化治疗，首先需要针对特定疾病亚群进行分类，然后根据这些亚群的特异性发病机制进行药物开发，最终对这些亚群患者进行针对性治疗。这些涉及医学、生物、环境、社会和心理等诸多因素，传统的数据分析技术会遭遇瓶颈，很难开展针对性研究，故而引发了大数据技术的介入。

很多情况下，患者用同样的诊疗方案但是疗效却不一样，部分原因是基因变异。在医疗健康领域，伴随生物基因组测序技术的不断发展，以往无比昂贵的基因测序不再遥不可及，基因测序的成本降至近 1 000 美元，这些发展对实现个性化医疗提供了新的基础。目前美国拥有 2 000 多家从事人类基因序列分析的公司，成立于 2011 年的初创公司 Bina Technology 能够利用这些基因数据发现基因中罕见的病变信息，而正是这些病变信息造成了癌症、新生儿疾病、镰状细胞性贫血等。

困境与挑战

随着大数据技术的发展，医疗数据的安全保护问题也接踵而至。从"数据"本身而言，一般意义上的安全问题大致有两方面：一是易成为网络攻击的显著目标，在网络空间中，医疗大数据承载的关注度高，其敏感数据会吸引潜在的攻击者；二是对现有存储或安全防范措施提出挑战，特别是数据大集中后是复杂多样的数据存储在一起，常规的安全扫描手段无法满足安全需求。

这些问题将表现在：数据资源共享、数据资产界定和盘活，以及数据真实性判断等各个方面。当前国际国内涉及数据的法律法规有一些，但没有形成体系，所以在资源产权保护、竞争制度安排等各方面需要进一步探讨与研究。

医疗数据和应用呈现指数级增长趋势，也给动态数据安全监控和隐私保护带来极大的挑战。媒体曾爆出温州多家医院信息系统遭黑客侵入，医药信息外泄。现有隐私保护和隐私执行的国际标准是基于传统的告知和许可的条件下，比如 cookie(临时文件)。但是，在大数据环境下更强调数据的二次应用，使用者无法预测将来数据的使用形式和功能。在这种情况下，将来的医疗大数据的安全保护趋势不能仅依托个人的许可，而是更强调数据使用者的责任。

（于广军）

案|例|篇：|新|奇|"网|事"

二、"医学"变"番茄"——首个生活方式医学 APP

"番茄?!"

第一次听到这个新奇的心血管健康 APP 的名字，大家都很惊讶。这个名为"宜心番茄"的心血管健康 APP 是范慧敏教授领导团队的倾力之作。取名"番茄"，因为这是一个面向大众的 APP，专业的名称不利于传播推广。二是因为，"番茄"很好地诠释了我们的核心理念和学术基础——生活方式医学。希望通过这个 APP 使医学像番茄一样走进大众的日常生活，受到大众的喜爱，促进大众的健康。反过来看，从生活方式医学领域切入做移动医疗，我们做传统医疗做不了和做不好的事情，获益要远高于从传统医疗的获益。

那么这个 APP 具体能做些什么事情呢？简单地说，这个 APP 兼具健康生活方式的自我管理和社交支持两大功能。说得通俗一点，我们就把自己当成一部汽车来看。我们知道定期检查和保养汽车，为什么却忽视了自己的健康？心脏就是我们人体的发动机，更要定期检查和保养。自我管理相当于汽车的仪表盘和说明书，展示和你心脏相关的各项指标，提示你定期做检查和保养。那社交支持是什么？就是 4S 店的售后服务——来自你的医疗团队的定期回访和随时可获得的专业咨询；是车友俱乐部——来自和你"同病相怜"的朋友和社会志愿者的建议、鼓励和支持；还是一个家庭的储蓄账户——让我们家庭成员之间充分了解彼此的健康资本，支持彼此储蓄健康资本。

说到这里，心血管疾病患者肯定很兴奋。可要是有人觉得"我的心血管很健康，用不上啊"，那可就错了。这个 APP 可不单单是给有心血管疾病的人用的。第一，这个 APP 使用了四级预防策略——未病先防、已病早治、防病恶化、愈后防复发，同样适用于健康人群来预防心血管疾病的发生。第二，对于中青年人群来说，他们是家庭和社会的中坚力量，不但要把自己的健康管理好，同时也要帮

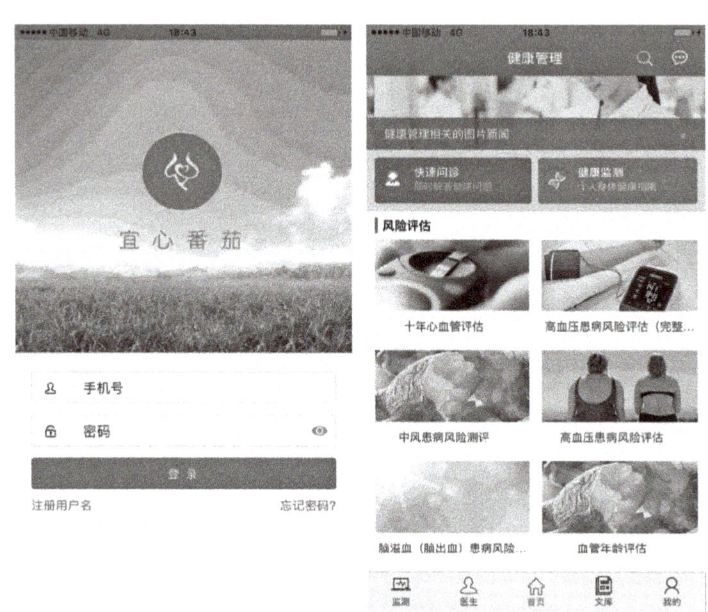

▲"宜心番茄"操作界面

助自己的父母和子女管理好健康。因为冠心病等心血管疾病的病因在儿童期就已埋下伏笔,而 45 岁以后就进入了心血管疾病高发阶段。

生活方式医学将医学知识变得简单、形象、有意思。"心健康、新生活、乐工作",而这是建立在人体发动机——心脏的定期检查和保养基础之上的。

(范慧敏　兰　琴)

三、蝴蝶的 APP 心脏随访故事

忙忙碌碌一上午，不知不觉已到十一点钟，我站了起来，踢了踢腿、伸了一个懒腰。

这时门口闪进一个高挑女子，一身名牌，妆容雅致。但与以往的自信从容不同，今天的她脸上有一丝尴尬。她是蝴蝶，我的一位患者，现在我们已经是微信好友。

蝴蝶身后跟着一位"老克勒"（沪语，调侃见过世面、举止洋派、穿着讲究的人），高大身材，一身笔挺的藏青色西装，皮鞋铮亮。"老克勒"是我的一位老患者，是上海某律师事务所合伙人。他是一位马方综合征患者，10 年前做了 Bentall 手术，Bentall 手术的医学术语是"应用带瓣人造血管替代升主动脉根部和主动脉瓣膜，并移植左右冠脉"。简而言之，就是把心脏的大门和门外的道路统统换成了人造的，属于心脏外科的高难度手术，术后需长期抗凝并调整治疗药物。于是，10 年前"老克勒"来到了我的门诊，调整抗凝药物，从一周一次的频率逐渐减到目前一月一次。

蝴蝶是"老克勒"的女儿，也是一位成功人士，在父母的宠爱中成长。不幸的是财产可以传给女儿，疾病也可以传给女儿。"老克勒"门诊随访时多次骄傲地谈及美丽女儿，谈到她有高挑的身材、修长的手指。我提醒他，女儿也可能患有和他一样的疾病。不出所料，蝴蝶也被诊断出患有马方综合征。

"老克勒"真是一位果断的父亲，蝴蝶也是女中豪杰，和他爸爸一样接受了 Bentall 手术，于是蝴蝶也成了我的患者。

"蝴蝶，你好！"我微笑着和她打招呼，同时轻轻地同"老克勒"点了点头。

蝴蝶说："医生好！我今天下午要飞纽约，两天后我有一场重要演出。但是昨天理行李，爸爸把医保就诊本给我放好了，但医保卡漏带了，今天没办法挂号。"

"别急，蝴蝶，记得你上次就诊时，我已经给你开好了验血单，是吗？"

"是的，我按照您的嘱咐，周六休息日已经验过血。"

"今天你来就诊，主要是要根据验血报告调整华法林的剂量，对吗？我记得你加过我们医院的 APP，对吗？"我问她。

"对呀，这个 APP 是我了解您出诊信息用的。"

"现在这个 APP 有了新的功能，我们医院已经做到了检验数据导出，医院 APP 中即可查到检查的结果。"我有点小得意。

蝴蝶马上拿出手机，打开屏保，轻触屏幕，点击"智慧东方"，出现了医院 APP 界面。这个界面中包含了快速挂号、智能导诊、排队叫号、取报告单、健康百科、医院介绍、医院导航、特色医技、满意度调查等几个板块。蝴蝶熟练地点击"取报告单"，输入医保卡号，点击"查询"，报告单结果清晰显示"INR2.08"。

"蝴蝶，你目前治疗方案合适，华法林剂量不要调整，维持原剂量。"我说。

"医生，谢谢您！不耽误您吃午饭了，我走了。"蝴蝶的嘴角上抬、眉毛飞起，她从座位上站起，鞠了一躬，拉着爸爸走了。

下午 4 点左右，患者就诊高峰过去，门诊诊室难得的清闲。我抬眼望向门外，一个熟悉的身影坐在门外的就诊区，他是"老克勒"。

"于医生，今天早上你和蝴蝶用的医院 APP 真好，我也想下载一个。不瞒你说，我虽然 65 岁了，也开过刀、换过瓣，但是我还有一份事业。我既想要保护我的健康，也要过有质量的生活。平时就诊都是工作日，有时会议、工作和就诊时间冲突，只能放弃工作。现在有了这个 APP，我就可以兼顾身体和工作了。""老克勒"说着这些话的时候，我看到他的眼中闪过的光芒。

我暗道：有激情的人生就是不一样。"行的，你需要我怎样帮助你？"

"我要下载医院 APP。""老克勒"从包中拿出了手机。我拿着"老克勒"的手机，打开微信，点击"发现"，进入"扫一扫"，扫描"智慧东方"的二维码，很快出现了医院 APP 下载页。接下来，下载、安装、完成，再回到手机屏保界面，轻触"智慧东方"，先注册，再登录，大功告成。

"全部完成，今后你可以在医院 APP 中查找你关心的信息了！"

"是啊，医生，有了这个手机 APP，以后查阅自己的医疗和化验信息就更加方便了，我们对自己的健康保健更有信心啦！"

（范慧敏　于　萍）

—— 专家简介 ——

于　萍

于萍，博士，主任医师，同济大学附属东方医院心衰专科副主任，中国医师协会心力衰竭专业委员会青年委员，海峡两岸医药卫生交流协会心血管专业委员会委员。主攻方向为心血管疾病，尤其是心力衰竭的诊断与治疗。

四、健康智能卡：随身携带的"电子病历"

医院门诊中，常常可以看到这样的现象：前来看病的患者带了一大沓"材料"，可是医生仔细翻翻，都只是一堆发票；唯一有用的住院小结却因为被拿去报销，没有复印留存；还有一大沓 X 线片、CT 片，拿出要看时，却早已发霉。

患者就医过程需要的资料，常常得不到较好的保存和管理；同时，患者在不同医疗单位的就诊信息目前还不能共享。在当今信息化时代的背景下，如何应用移动互联网技术，让患者的就医信息能妥善保管并且能够在不同医疗平台上共享，就显得十分重要。

为了解决以上问题，上海国际医学中心的肿瘤科医生团队开始着手建立地区肿瘤患者信息数据系统。他们以崇明地区作为试点，制作了全国首张肿瘤单病种健康智能卡，目前共收录了近 1.2 万名患者的基本信息。患者通过二维码和条形码扫描，就能查阅以往的就诊记录和检查检验结果等医疗信息。

申领到编号为 00001"健康智能卡"的沈女士激动地说：尽管她已康复，但由于担心更换医生后新医生对自己的情况不了解，每次复查、体检仍奔波一个多小时到原来的三级医院就诊。有了"健康智能卡"，身边的医院便可调阅自己全部既往就医资料了。

"健康智能卡"相当于吴女士的就医身份证，里面记录了她所有的检查、诊断、治疗和随访信息，为吴女士构建了一份全方位"健康档案"。

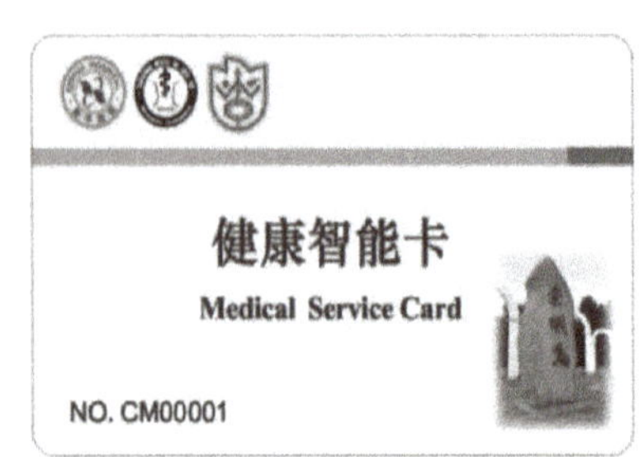

▲"健康智能卡"正、反面

　　"健康智能卡"不仅方便了患者，避免了重复检查，节省了就医成本，更为医生准确把握患者病情和合理制订治疗方案提供了保障。

（丁　罡）

五、运用大数据，远离脂肪肝

目前，慢性病的井喷式增长成为我国重大的公共卫生问题，亟需创新运用互联网、大数据、云计算、智能终端技术手段来提升慢性病管理的效率和质量。

一般来讲，65%～80%的慢性病患者属于低风险患者，主要靠患者的自我管理来预防疾病的恶化，脂肪肝亦是如此。2010 年在全球普通人群中脂肪肝患病率高达 20%～30%，在某些特定人群中则更高。目前，脂肪肝已经取代乙肝病毒慢性感染，成为我国慢性肝病的主要病因。因此，潜在的及已病的脂肪肝患者，需要医疗大数据的支持来进行连续的自我健康状态监测和预警，从而提高慢性病自我管理能力。

一位中年男性拿着体检报告来到内科门诊，询问检查结果有无异常。内科医生翻阅其体检报告后发现，他的血压、体质指数及各项血生化指标均正常，唯独腹部 B 超提示脂肪肝。询问他是否有病毒性肝炎病史，该患者否认。进一步询问后发现，这位患者多年来喜好饮酒，每晚都要喝上一瓶黄酒，逢年过节或朋友聚会更是大醉一场。

众所周知，脂肪肝根据病因分两大类：酒精性脂肪肝和非酒精性脂肪肝。

我国尚缺乏酒精性肝病的全国性大规模流行病学调查资料，但地区性的流行病学调查显示我国饮酒人群和酒精性肝病的患病率有上升趋势。虽然我国酒精性肝病的流行现状并不严重，但是，酒精仍然是引起脂肪肝的直接原因之一。这位男性患的正是酒精性脂肪肝，是可以通过戒酒成功逆转脂肪肝的。

一位患糖尿病十余年的老年男性患者在内分泌门诊随访，检查腹部 B 超时发现患有脂肪肝。这位老先生自觉平时无明显腹胀、乏力等不适，"吃得香、走得动、睡得着"，自我感觉良好。虽然患糖尿病多年，但平时能坚持口服降糖药物，且空腹血糖基本正常范围内。近年来，仅血脂指标有轻度升高，但为何会患上脂肪肝呢？

从脂肪肝的流行病学及体检大数据分析研究中发现，糖尿病和高脂血症患者脂肪肝的患病率分别为 28%～55% 和 27%～92%，糖尿病和高脂血症都是罹患脂肪肝的危险因素，因此，这位老先生患上脂肪肝也就不足为奇了。经过耐心说明解释，这位老年患者终于理解并愿意配合医生进一步控制饮食，同时根据医生开具的处方加用调脂治疗，积极控制空腹及餐后血糖、血脂水平，争取逆转脂肪肝。

一位 50 岁女性拿着自己的体检报告至消化科门诊询问。她历年体检时腹部超声结果均正常，今年体检报告提示"脂肪肝"，该患者表示不能接受。她平时进食规律，不饮酒，不喜欢吃荤菜，多次化验血糖、血脂均正常范围，为何会突然患上脂肪肝？

从体检大数据分析研究发现，脂肪肝患者中超重＋肥胖者占 76.88%，体质指数超标(超重＋肥胖)者患脂肪肝的危险性是正常人的 1.674 倍，也就是说超重和肥胖都是罹患脂肪肝的危险因素。

抓住这一线索反复询问后发现，该患者去年初腰椎间盘突出症明显加重，此后日常活动明显减少，导致一年来体重增加近 5 千克，体质指数由正常水平上升至超重范围。如此，患上脂肪肝也就不难理解。经过耐心解释，该患者终于理解，并表示愿意进一步适当安排活动、积极控制体重，争取尽早逆转脂肪肝。

体质指数 诊断标准	中国	世界卫生组织	亚太地区
正常	18.5～23.9	18.5～24.9	
超重	24～27.9	＞25	＞23
肥胖	＞28	＞30	＞25

▲体质指数(BMI)＝体重(千克)/身高(米)的平方

虽然目前的医疗大数据分析技术还处于初级阶段，我国的信息化水平也面临着很大的挑战，但是随着我国医疗信息数据的积累、医疗行业的快速发展、互联网和医疗的不断融合、健康管理市场的不断扩大，这样的挑战也带来了前所未有的机遇。通过提高大数据分析技术、加强隐私保护和数据安全，可对医疗大数据进行精确的挖掘处理，推动大数据在慢性病管理中的应用，从而更好地预防、监测、管理好慢性病。

（韩　晖　阙　挺）

—— 专家简介 ——

韩　晖

韩晖，上海邮电医院内科行政主任，老年医学副主任医师。研究方向：老年消化，慢性病管理。

六、大数据时代，肺癌治疗将更精准

《2015 年中国癌症统计》报道：2015 年中国约有 430 万人确诊癌症，最常见的 4 种癌症分别为肺癌、胃癌、肝癌和食管癌，这些癌症占了全国癌症患者的 57％，肺癌成为中国头号癌症杀手。肺癌的诊疗和管理模式经过几十年的研究与发展发生了巨大变化和进步。随着大型影像诊断设备性能的提升，基因组测序技术快速进步，大数据的分析更准确地提供了诊断信息，利用医学大数据推动精准医疗成为肺癌诊疗领域的国际前沿、探索热点。

精准医疗是以个体化医疗为基础的，包括两方面，即精准诊断和精准治疗。就肺癌诊疗而言，首先是精准诊断，而且是早诊断。近些年来，我国呼吸医疗界的学者们通过大型影像诊断设备结合对既往肺癌患者数据的分析，制定了早期肺癌高危人群预警指标，包括年龄 40 岁以上、吸烟及被动吸烟者、有油烟暴露的女性、有肿瘤家族史、工作中接触有害物质等，存在这些高危因素的人群需要进行肺癌筛查。而且通过大数据分析结果，学者们还建立了一套早期诊断的最佳方案和标准流程。

但精准医疗不仅仅是诊断，对于确诊肺癌的患者，精准治疗也在生物信息与大数据科学的交叉应用中逐渐得到体现。肺癌的手术由开胸到微创，减少痛苦、快速康复，患者易于接受，这都得益于大型影像诊断设备提供精准的数据，肺癌的部位、大小、周围组织情况等在手术前都能精准确定，使手术对患者身体的损伤降低到最小。在非手术治疗方面，以 *EGFR*、*ALK* 基因突变为靶点的靶向治疗，疗效确切。特别是小分子酪氨酸激酶抑制剂（TKIs）已战胜了以铂类为基础的化疗，成为 *EGFR* 基因突变非小细胞肺癌的一线治疗方案，这一切都源于基因组测序技术的快速发展，为肺癌靶向治疗提供的大量信息，促进了靶向药物的研制、运用，使靶向治疗的效果更显著。

随着信息化的不断深入，肺癌相关的医疗数据将会越来越丰富，肺癌的诊疗也将更精准。肺癌计算机辅助检测（CAD）引擎将被更广泛地应用，其自动精准识别影像中直径更小的肺结节，计算并提供结节大小、密度等量化参数，供医生参考，将改变以往早期肺癌筛查中医生仅靠主观诊断的筛查模式，以减少漏诊概率。另外在非手术治疗方面，以 *ROS1*、*MET*、*BRAF (V600E)*、*HER2*、*RET*

基因突变为靶点的药物目前正在临床试验中，不久的将来可以让靶向治疗的手段更丰富，给更多的肺癌患者带来希望。

最后不得不提及正在开展的中国人"数字肺"项目，通过构建具有统计学意义的中国人"数字肺"，将揭示支气管、肺血管和肺实质结构与不同主要肺部疾病之间的关系，通过数据量化分析包括孤立性肺结节在内的呼吸系统疾病的评价体系和诊断标准。

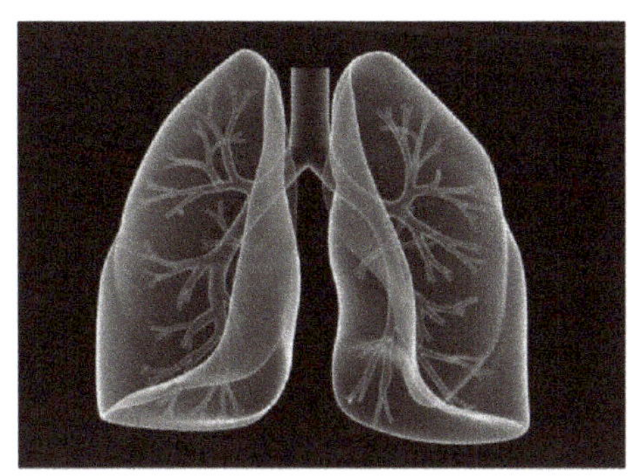

▲"数字肺"项目模拟图

大数据时代，大数据的运用会改变传统的肺癌医疗模式，把肺癌临床诊断和治疗中的大量信息纳入数字化体系中，运用大数据实现肺癌的精准治疗，前景会一片光明。

（姚箴毅　阙　挺）

实|操|篇：|达|人|教|程|

七、利用专用 APP 轻松获取检查报告数据

如今，在手机中安装专用 APP 软件就可以实现检验指标、健康知识以及医院科室介绍等信息的共享与导出，极大地方便了患者就医。下面以"智慧东方"APP 为例，介绍如何安装与应用专用 APP 软件来实现上述功能。

（1）下载与安装软件。在智能手机的主页面中打开微信，点击微信"发现"，进入"扫一扫"，扫描"智慧东方"的二维码，很快出现了相应 APP；单击"下载"按钮，按照提示完成下载。下载成功后再回到手机主界面，将会发现主屏幕上"智慧东方"的快捷方式图标。

（2）轻触"智慧东方"图标，手机上将会弹出注册界面提示。选择"注册"，填写自己的信息，如姓名、医保卡号、年龄、性别等，与此同时设定自己的用户名以及密码。完成注册之后，就可以轻松实现登录。在此界面上，包含了快速挂号、智能导诊、排队叫号、取报告单、健康百科、医院介绍、医院导航、特色医技、满意度调查等几个板块，每一板块都对应着其相应的信息。

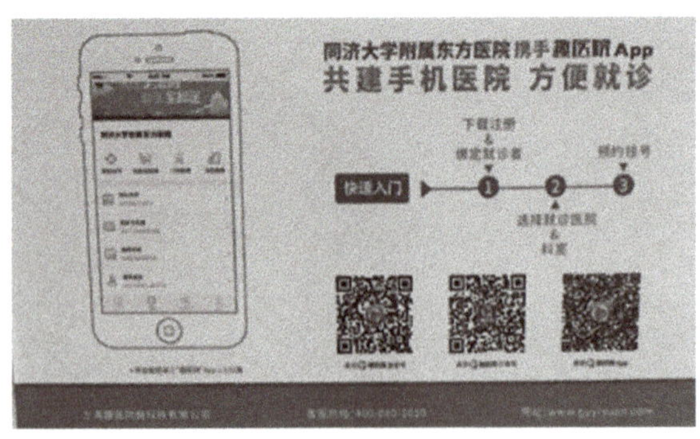

▲"智慧东方"注册步骤

（3）在取报告单界面,用户输入自己的医保卡号,点击"查询"菜单,检验报告单结果会清晰显示用户当前或者先前所进行的检查报告。如果给出具体的时间范围,则可以查询到指定时间范围内所进行的临床检查报告。

正是有了以上的专用临床检查 APP 软件,就医用户可以轻松地完成临床检查报告的获取,患者就医体验大大改善。

（范慧敏　于　萍）

八、应用移动终端分析及干预疼痛监测数据

对于出院的肿瘤患者来说,定期随访是一件很重要的事。

现在,医生可以在手机上查看患者通过手机 APP 测得的疼痛评分,直接与患者沟通,对患者的数据作出及时分析和反馈。

(1) 安装和登录。打开手机 APP 应用商店,下载并安装相关软件,设置用户名和密码登录。

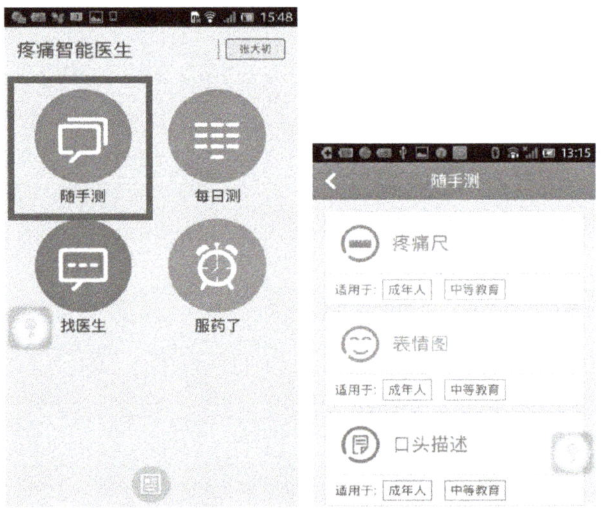

▲"随手测"操作演示

(2) 患者自测演示。这款软件"随手测"有 3 种小工具:疼痛尺,表情图,口头描述。

(3) 后台及时自动记录随手测结果,疼痛等级上升时分别用橙色和红色标注。医生根据疼痛分层及时对患者进行干预。

(4) 系统自动完整记录患者每次的测评信息,进行长期的跟踪。

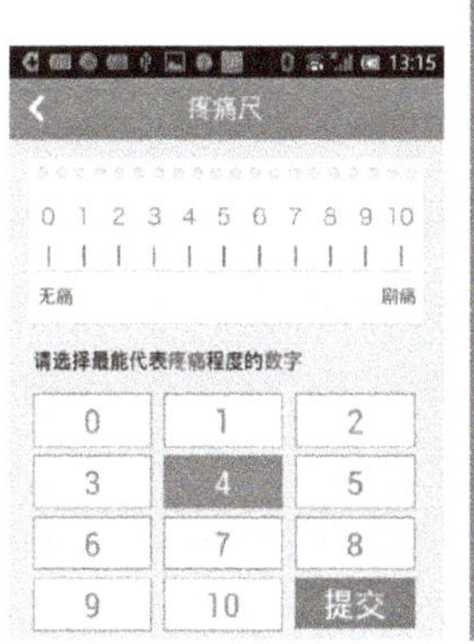
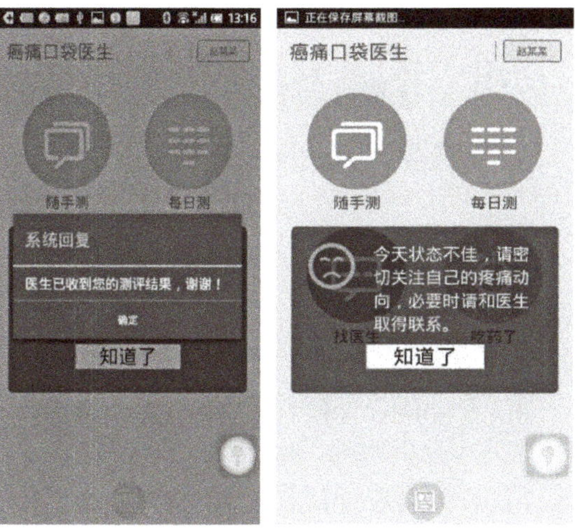

▲患者自测

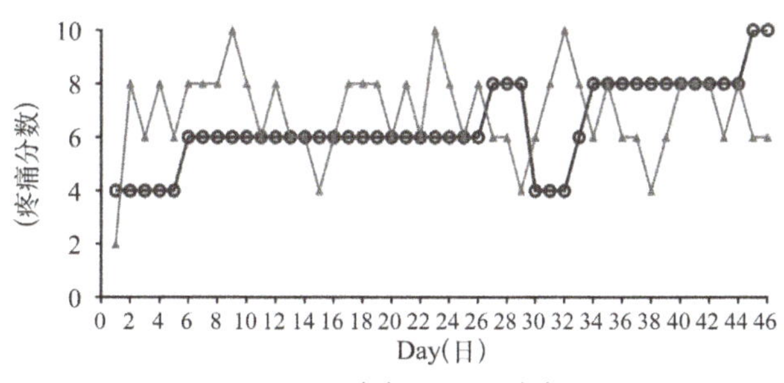

▲测评信息图表

（5）患者可以通过留言功能，与医生进行实时互动，第一时间得到医生的反馈。

借助于这样一款手机 APP，患者在院外能随时随地了解自己的疼痛情况，医生也可以对患者的病情做到及时了解和干预，为患者的健康保驾护航，同时大大提高了医疗效率，是信息化时代移动医疗造福患者的典型。

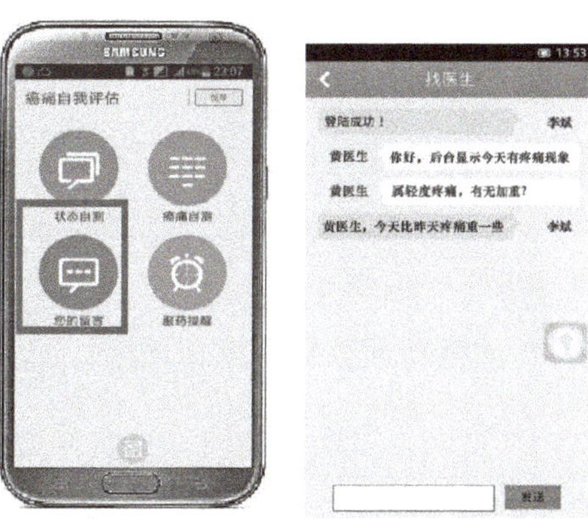

▲留言功能

（丁　罡）

九、借助健康智能卡更新与管理病历资料

健康智能卡相当于患者随身携带的电子病历，就诊时只要带上这张卡，就等于带上了既往看病的所有有效资料和信息。具体操作如下。

（1）扫描健康智能卡背面的二维码，并登录电脑系统界面。电脑终端将弹出患者的基本个人信息，对于有变动的信息，可以及时修改或更新。

▲健康智能卡背面

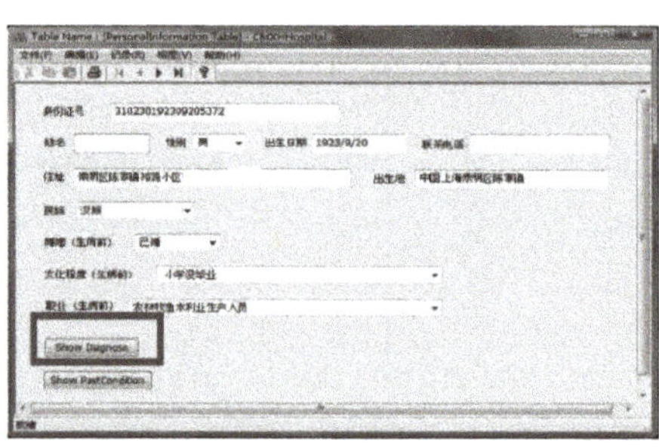

▲网页界面

（2）点击上述界面中的"Show Diagnosis"，将进一步显示患者的基本信息及疾病信息，针对患者的就诊情况，进行及时更新相应内容并保存。

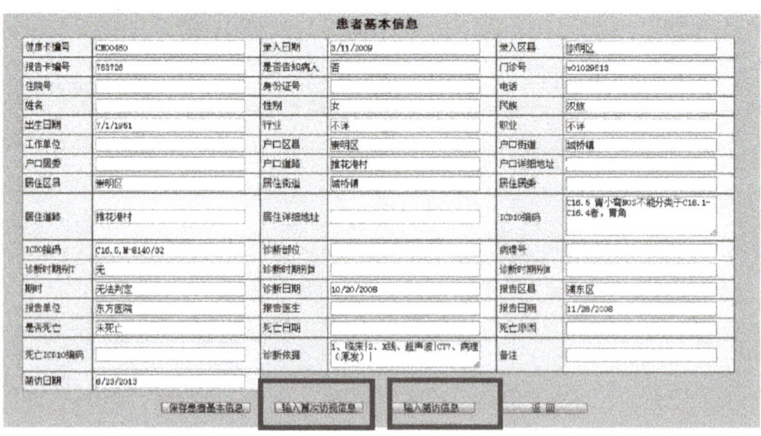

患者基本信息

健康卡编号	CM00480	录入日期	3/11/2009	录入区县	崇明区
报告卡编号	763726	是否告知病人	否	门诊号	v01029E13
住院号		身份证号		电话	
姓名		性别	女	民族	汉族
出生日期	7/1/1951	行业	不详	职业	不详
工作单位		户口区县	崇明区	户口街道	城桥镇
户口居委		户口道路	推花港村	户口详细地址	
居住区县	崇明区	居住街道	城桥镇	居住居委	
居住道路	推花港村	居住详细地址		ICD10编码	C16.5 胃小窝NOS不能分类于C16.1-C16.4者，胃角
ICDO编码	C16.5, M-8140/32	诊断部位		病理号	
诊断时期别T	无	诊断时期别N		诊断时期别M	
期时	无法判定	诊断日期	10/20/2008	报告区县	浦东区
报告单位	东方医院	报告医生		报告日期	11/28/2008
是否死亡	未死亡	死亡日期		死亡原因	
死亡ICD10编码		诊断依据	1、临床|2、X线、超声波|CT?、病理（厚发）|	备注	
随访日期	8/23/2013				

保存患者基本信息　　输入首次访视信息　　输入随访信息　　返回

▲患者信息

（3）点击"输入首次访视信息"，即可输入患者的首次就诊相关信息。

出院

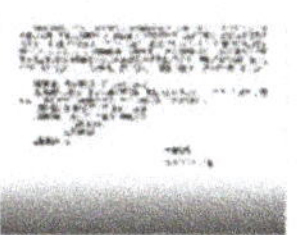

记录病程：出院记录

入院

记录病程：入院记录

手术

记录病程：手术记录

首诊

记录病程：首次病程记录

影像

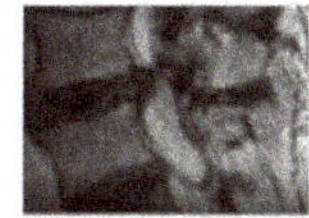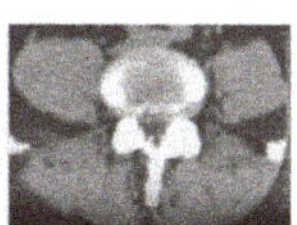

记录病程：影像资料

▲首次就诊相关信息

（4）点击"输入随访信息"，即可继续完善后续随访资料，以便及时更新。

健康智能卡是国家卫生和计生委"居民健康卡"在功能上的进一步延伸，很大程度上对患者的就医行为进行了疏导，有利于有限医疗资源的合理利用。另一方面，医疗卫生服务机构可以通过健康智能卡数据库获取患者健康需求信息，提供更有针对性的医疗服务。

（丁 罡）

十、使用手机查阅历年体检报告

读者朋友,您有没有遇到过这种情况:体检完成了,去医院看病,辛辛苦苦候诊排到了,却发现体检报告没带;或是带了当年的报告,医生问到以前的情况,可以前的体检报告早就不知去向了。这可咋办呢?

别着急,在互联网和云数据大量运用到医疗健康体检领域的今天,已经有抛弃纸质体检报告的好办法了。接下来就教您如何用手机解决困境,方便地查阅体检报告。

首先您需要选择一家有健全信息化建设的体检中心进行体检,以您的身份证号码作为唯一的身份识别码进行信息的录入。系统会自动登记您的姓名、年龄、性别等基本信息,接着请您输入自己的手机号做个绑定。然后,用手机在微信中关注一下这个体检中心的微信订阅号,这样就可以放心地去完成体检了。一旦体检报告完成,您就可以在微信中查阅体检报告。

(1) 打开微信,在订阅号中找到并点击您选择的体检中心的订阅号。

(2) 在该体检中心微信订阅号的首页,点击相应的菜单栏,显示体检报告查询栏,点击选择"打开"。

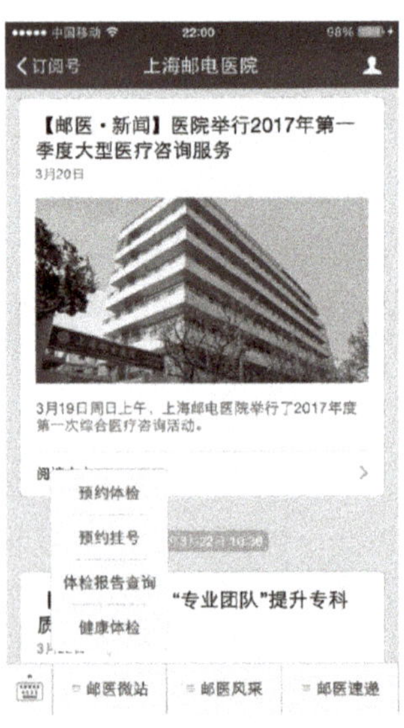

▲点击"体检报告查询"栏

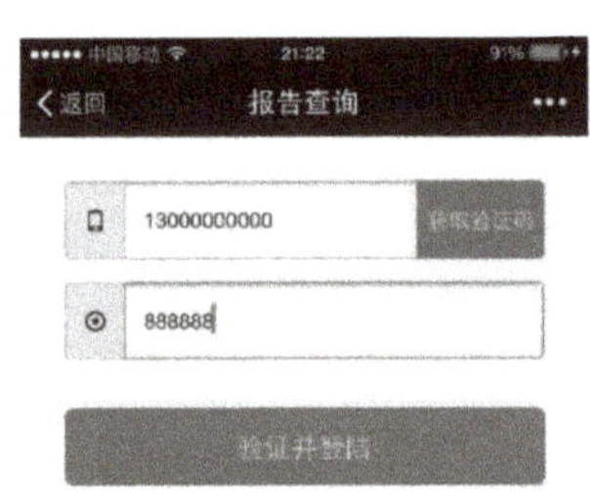

▲验证并登录

（3）在"报告查询"页输入预留的手机号码，点击"获取验证码"。您的手机将会收到短信息，告知您的随机验证码，在验证码输入栏中予以输入，点击"验证并登录"。

（4）此时，手机就会显示"体检记录"，您可以看到您的体检时间和体检号。点击手机屏幕右侧的"＞"，您将可以看到您的体检报告；若您是多年来一直选择在这个体检中心进行健康体检的，您手机上显示的"体检记录"就会有很多条，您可以选择点击您需要查询的那份体检报告。

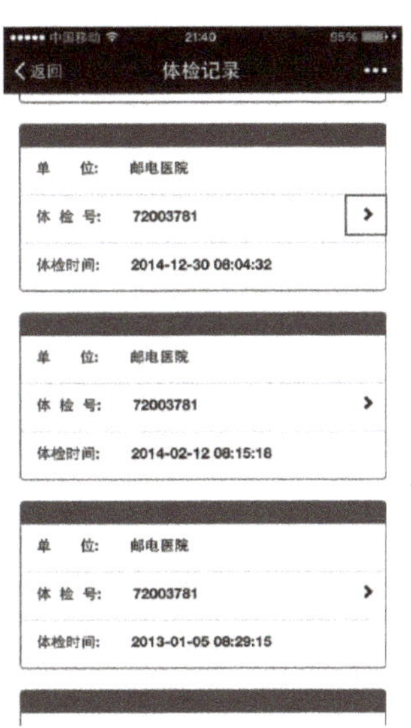

▲查看报告

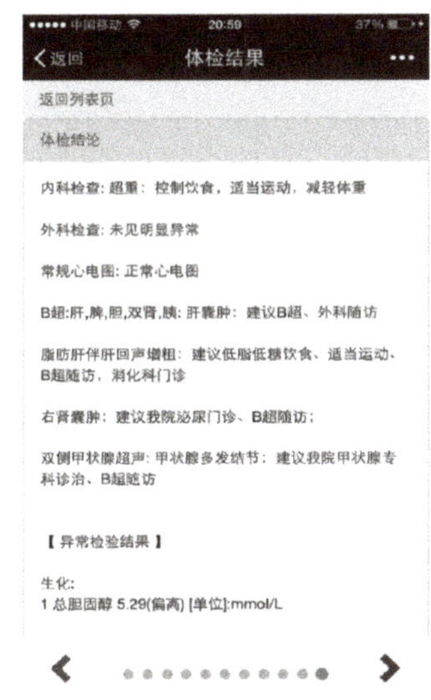

▲查看结论和建议

（5）您可以在"体检结果"中看到你的体检结论和异常检验、异常检查的具体情况，以及医生的建议和需进一步诊治的专科门诊。

您可以通过查阅不同体检时间的体检结果，比对异常指标的波动情况。

告别一大摞历年体检报告的时代来了，把健康体检信息随时掌握在手，试试吧！

（俞荣强　阙　挺）

—— 专家简介 ——

俞荣强

俞荣强，上海邮电医院院长助理、肾脏内科副主任医师。长期从事肾脏内科临床及医院管理工作。

十一、享受大数据平台带来的体检服务

　　健康体检是人们预防疾病、保持健康的有效方式，一家体检中心或医院每年能为数万人提供健康体检服务，而体检大数据平台则能利用信息技术，帮助体检中心和医院为每一位体检者提供全面周到的体检服务。现在让我们来快速领略一下体检大数据平台能为我们带来的实用功能。

使用体检预约功能，自由选择空闲时段进行体检

（1）关注并进入体检中心或医院微信订阅号，点击"预约体检"菜单选项。

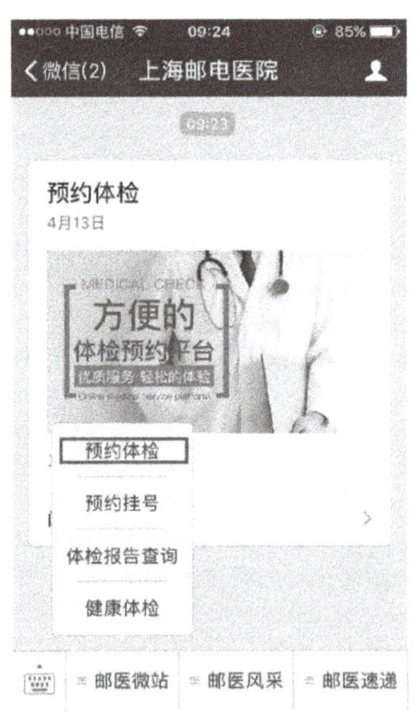

▲预约体检

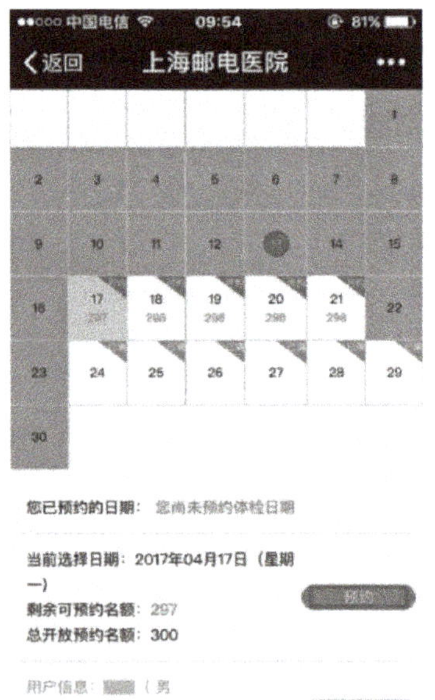

▲选择体检时间

（2）输入认证个人信息。

（3）选择预约日期。

（4）预约信息确认，查看注意事项，完成预约。体检之前会收到通知短信。

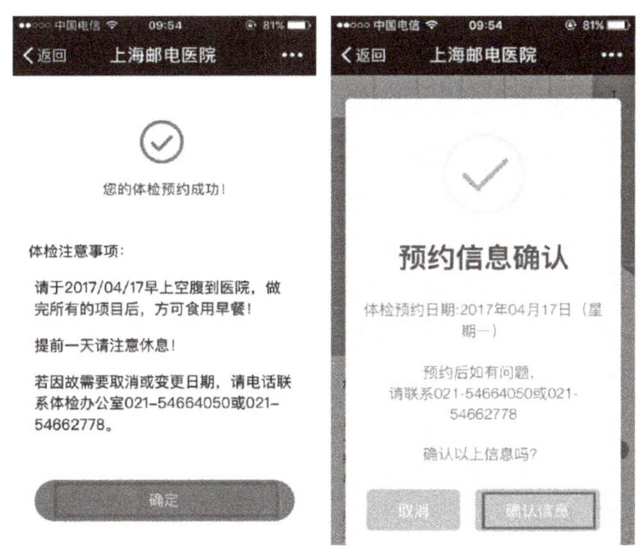

▲预约成功

体检完成后第一时间短信提醒重要信息

您的体检结论是：甲状腺结节，轻度T波变化，肺部结节影待查，肝血管瘤，脂肪肝趋势，老年性白内障 /邮电医院体检中心

您的异常指标有：尿酸 465↑ PSA 8.19↑（前列腺指标，建议泌尿外科进一步检查）/邮电医院体检中心

您的异常指标有：总胆固醇 6.21↑ 甲胎蛋白 10.39↑（建议消化科进一步检查随访）/邮电医院体检中心

▲体检异常的及时提示

血黏度异常建议：多饮水，晨起后及每餐前空腹饮用一杯温开水，可以稀释血液，降低血黏度，保持血液循环畅通。少食动物油脂和内脏，多吃低脂肪、低胆固醇食物。

▲疾病的保健处方

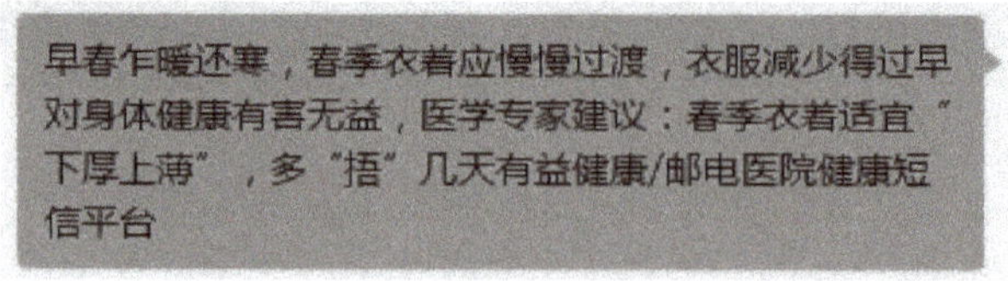

早春乍暖还寒，春季衣着应慢慢过渡，衣服减少得过早对身体健康有害无益，医学专家建议：春季衣着适宜"下厚上薄"，多"捂"几天有益健康/邮电医院健康短信平台

▲季节变更时的温馨提示

大数据筛选随访，提供个性化治疗方案

体检大数据分析将根据您近年来体检数据分析出您的疾病风险，随访人员将给您做专业的讲解，使您了解和重视在体检中发现的健康隐患，及早预防和治疗。如有需要也可为您进行不同专科门诊的预约，方便就医并节省宝贵的时间。

（张　冬　阙　挺）

十二、利用信息化技术确保住院期间给药安全

目前，用药差错已成为影响住院患儿用药安全最突出的问题。用药过程包括开医嘱、转录医嘱、配药、给药四个阶段，用药差错可以发生在其中任何一个环节。研究显示，用药过程中共有 38％的错误发生在给药阶段，且最难以制止。

上海儿童医学中心自 2010 年通过 JCI（医院服务与管理）认证以来，一直致力于包括用药安全在内的患者安全管理工作，不断地完善相关的制度与规定，努力寻求最先进的信息化管理模式，通过无线医疗信息系统的应用使整个用药的过程形成一个闭环，最大限度地降低用药差错，从而促进住院患儿用药安全。接下来，我们将一一呈现住院患儿给药安全各个环节中的信息化管理流程。

基本信息管理

（1）入院时，住院患儿在入院卫生处获得包含患儿基本信息及二维码的腕带，供全院信息系统识别。

（2）患儿入院或转科后评估记录的体重、过敏史及用药史，会在医生工作台与护士工作台中进行保存，并实现信息更新共享。

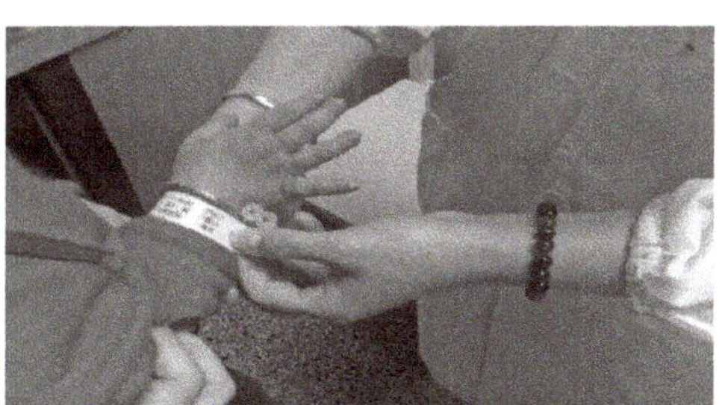

▲包含患儿基本信息及二维码的腕带

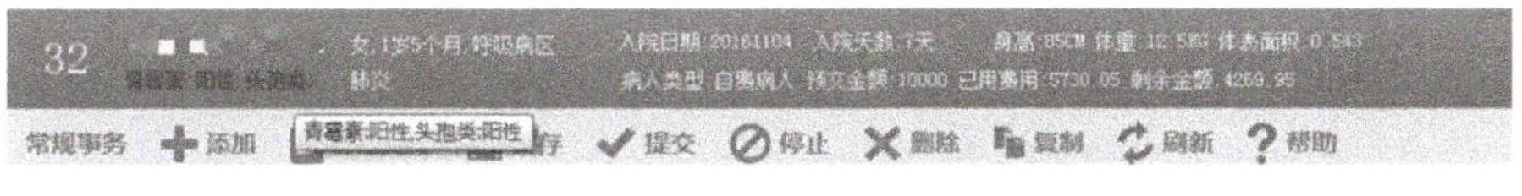

▲患儿电子信息

（3）医生在医生工作台系统中用个人工号及密码进行登录。选中需要进行开具用药医嘱的患者，进行医嘱录入。

药品安全控制

全面的药品安全控制包括青霉素类药品用药控制，根据身高、体重、年龄计算推荐剂量、最大剂量限制，高危药物警示，重复用药提醒，处方手册及药品说明书查询等各方面。

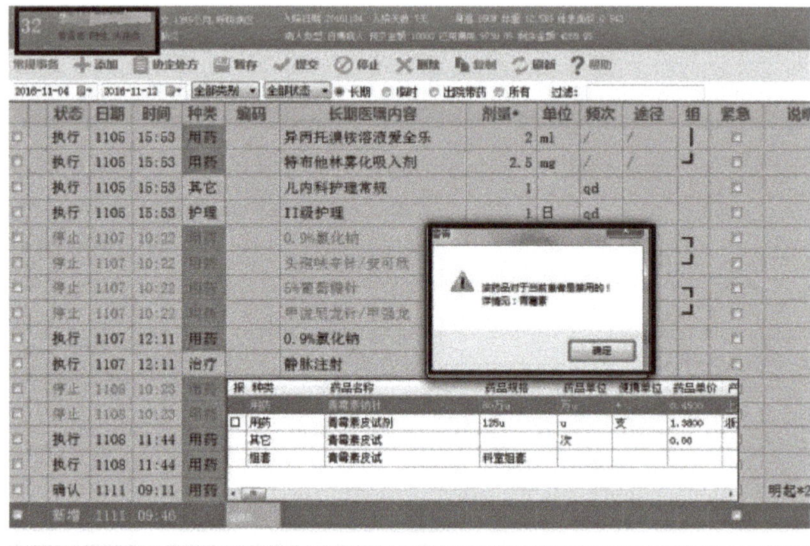

▲青霉素类药品用药控制

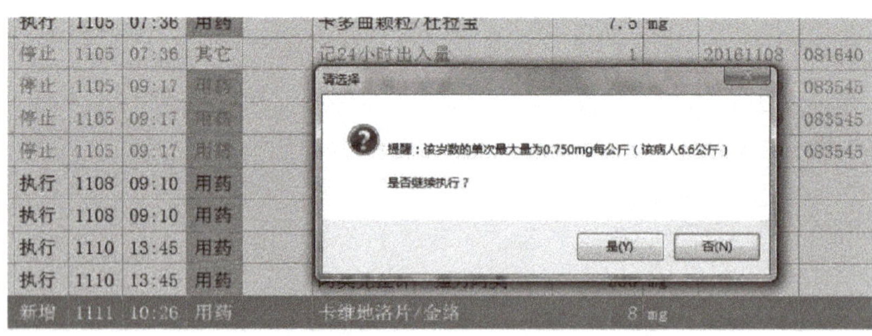

▲根据身高、体重、年龄计算推荐剂量

▲最大剂量限制

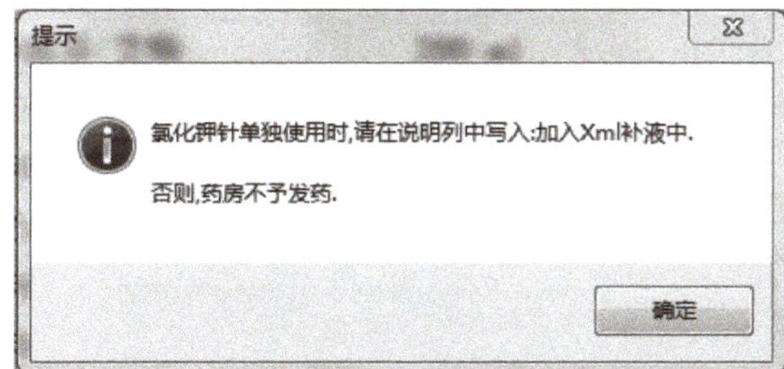

▲高危药控制

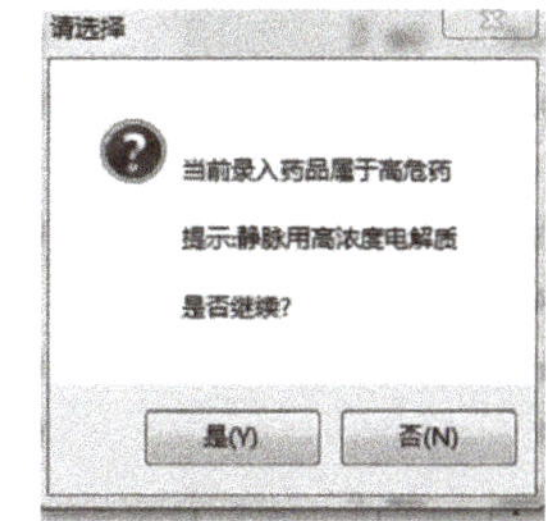

▲高危药警示

（4）医生提交所开具的医嘱后,护士接收用药医嘱,核对后排药。

（5）药剂师接收到相关用药申请,进行后台审方。

（6）药品经过取药、进仓、冲配、出仓、打包、转运、接收等一系列过程。

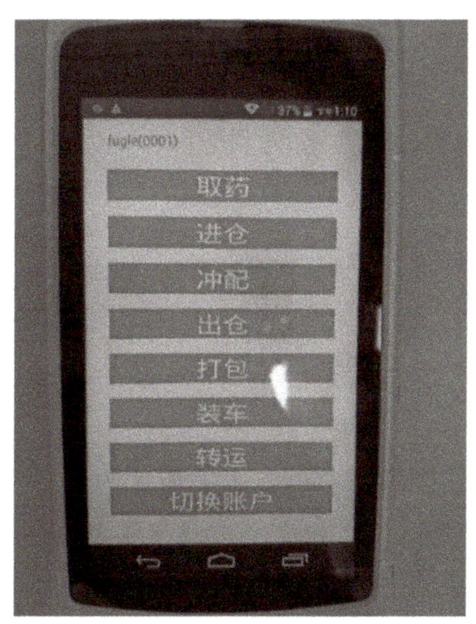

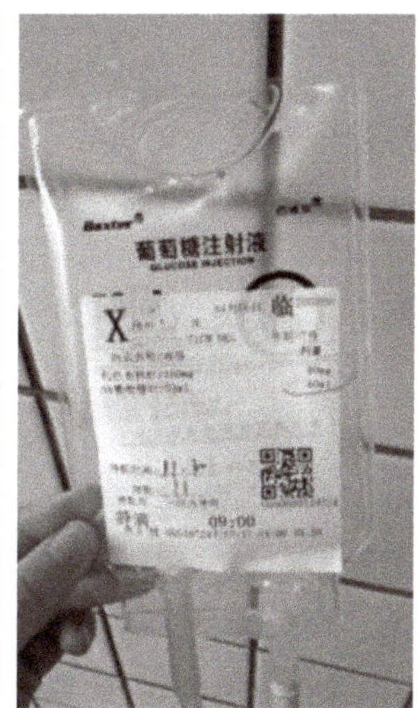

▲药物独立包装,贴有患儿基本信息以及二维码的标示。

（7）病房药品整包进行签收。

医嘱的安全执行

责任护士使用 PDA 扫描患儿的腕带和输液袋上的二维码,进行身份和药物确认,然后执行给药,就可将长期、临时医嘱的实际执行时间和实际执行人等信息直接保存到数据库中。

（1）护士给患儿用药前,手持 PDA 通过红外线扫描患儿手腕带,扫描后会跳转至对应的"患者及其医嘱信息"界面。随后扫描药袋上的二维码,会跳转至该药品的"医嘱查看"界面;如果无误,点击对应的可执行医嘱,进入"医嘱执行"界面,点击"保存",完成给药。

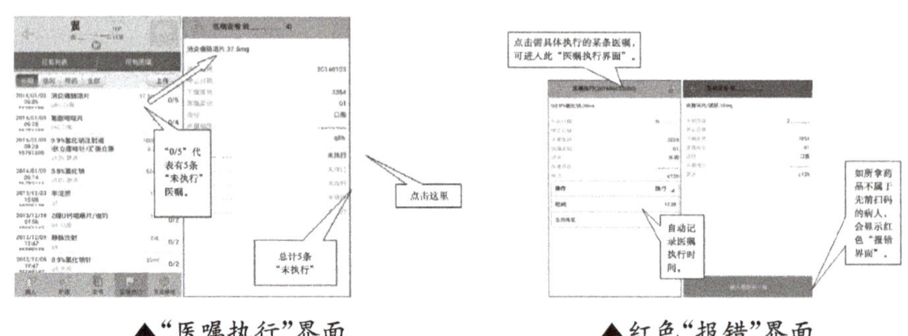

▲"医嘱执行"界面　　　　▲红色"报错"界面

（2）如药物信息与患儿信息不匹配,或给药时间不正确,电脑就会跳转至红色"报错"界面,显示患儿与药物不匹配,或未到给药时间。

（3）执行给药后,后台自动记录医嘱执行信息,"患者及其医嘱信息""医嘱执行"界面显示医嘱"已执行",协助护士跟踪医嘱的实际执行情况,实时了解医嘱及其执行的最新动态,支持其进行安全给药决策。

（4）点击进入护士工作台系统后,可进行患儿药物医嘱执行的整体状态查询。在病患姓名卡上点击鼠标右键,出现功能菜单列表,选择"医嘱执行",进入窗体后点击"执行记录"查看医嘱执行记录。

（5）打印医嘱执行记录。

用药作为医疗系统的主要医疗行为,流程复杂、环节繁琐,任何一个闪失都有可能导致用药错误,危及患者。在安全用药领域,愈来愈多的高等级实证推荐信息相关举措,基于信息闭环,通过减少环节、预警风险、阻断错误等方式,实现高效的安全用药。

（沈南平　赵列宾）

十三、全科－专科慢性病管理模式在互联网技术支持下的应用

随着国家在临床路径的完善和相关物联网技术的发展，"十大疾病"中的糖尿病和心脑血管病等的疾病防控关键环节，将落实在相关科技的产业化和服务模式上，这需要临床机构与高科技技术公司的共同创新。

通过医疗机构和高科技企业的强强联合，能够使患者在家中通过物联网监测设备，如无线计步器、体重计、血糖仪、血压仪等采集数据，通过 3G 网络与电子健康档案无缝结合。慢性病患者在家里无需通过电脑操作就能随时上传重要的检测指标，通过云健康管理平台实时管理病情。如果有异常，预警信息就能够启动规范的慢性病管理路径，社区医生可以及时给予患者反馈与合适的干预。通过"云平台"，专科与社区医师之间随时可实行远程会诊和教学，无需额外安装客户端。如果有必要，社区医生会给患者及时预约专科转诊。该模式减少患者奔波劳累之苦，增进社区医师的服务能力，减轻专科门诊负担，从而建立符合医改"家庭医生式"的和谐的一体化医疗模式。

上海交通大学医学院附属瑞金医院糖尿病中心与上海普之康健康管理有限公司合作完成的临床与科技结合的慢病 DSS（决策支持）系统，系统平台充分考

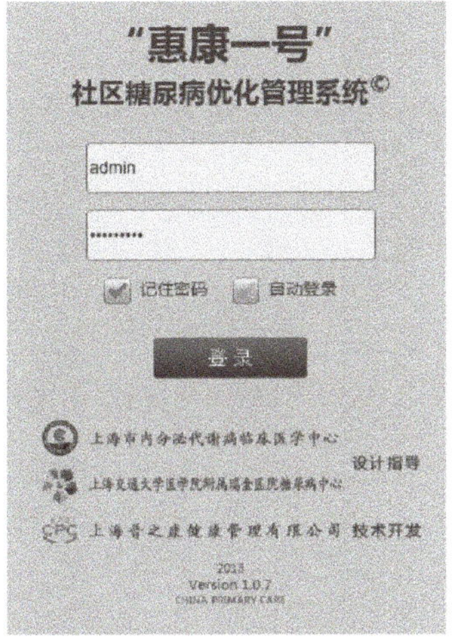

▲慢病 DSS 系统管理界面

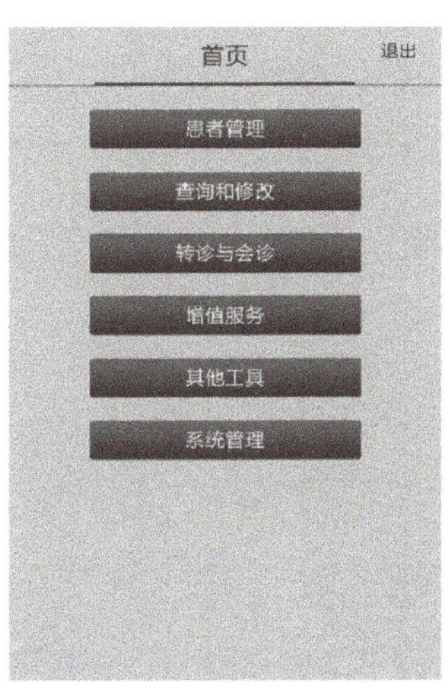

▲慢病 DSS 系统管理首页

虑到慢性病管理的完整服务闭环以及服务价值链。在数据导向下，医护人员可以通过基本的 7 个功能词条，默认进入 DSS 管理体系。医、护、健康促进、社工等不同职责的用户都通过工作闭环参与到慢性病管理的整个过程中。

（1）建立完整的健康档案。结合并发症、以往与现有用药、检测（包括日常生活、自检自动上传）数据，提供临床医生的诊疗规范以及健康与目标管理体系。

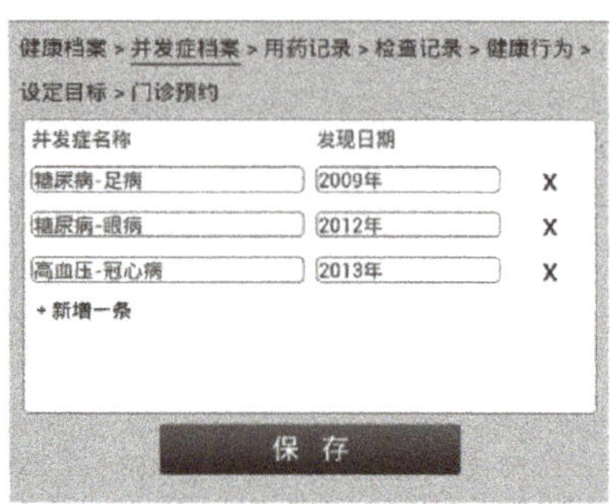

▲ 新建档案过程

（2）配合临床诊疗。平台引入美国自我管理体系，结合社区健康促进资源，配合临床医生的诊疗以达到更佳效果。

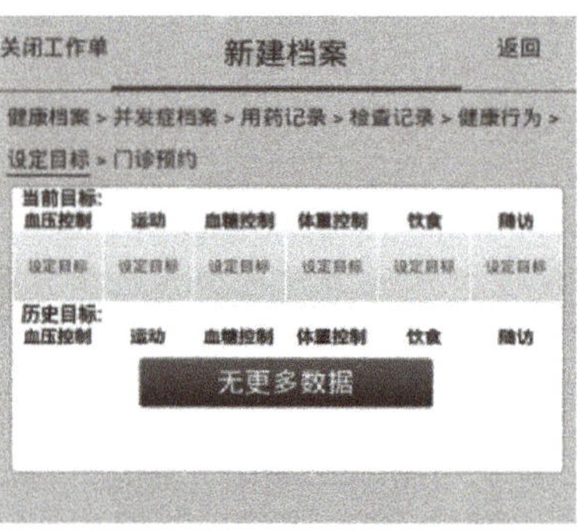
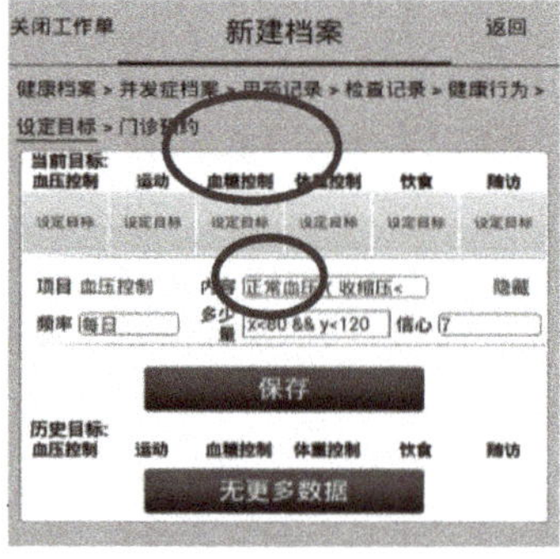

▲ 自我管理体系结合社区健康

（3）转诊与会诊。后台的转诊规范和标准逻辑的实现在最简单的界面操作中完成，对需要转诊的患者直接进行预约门诊或远程会诊。

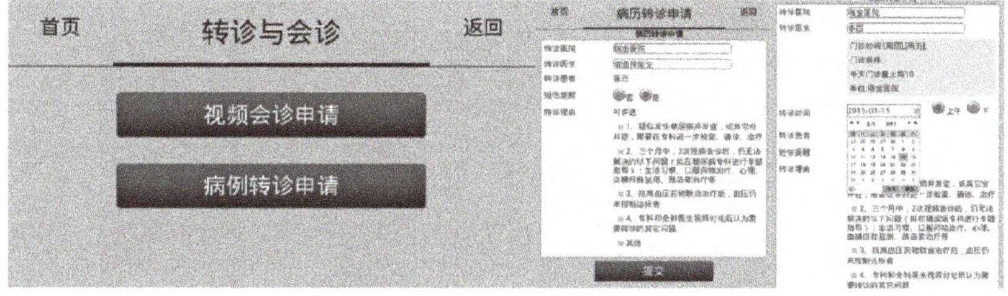

▲预约门诊或远程会诊

特别提醒

　　医疗互联网科技的重心在于尊重医疗服务模式的严谨性与有效性，而高科技手段只为了支持和优化医疗人员的诊疗过程，在提高效率的同时改善患者的及时服务能力。在结合高科技手段的同时必须考虑到整个医疗服务链的完整性，否则反而容易造成医疗资源浪费甚至事故。不少国内外研究发现，远程会诊前的数据完整性、连贯性、全面性以及可靠性的缺陷，是造成无效会诊与误诊的首要原因。我们从电子化（去纸化）迈向真正意义的信息化，还有一段漫长的探索之路要走。

（张明延　赵列宾）

CHAPTER FIVE

医疗物联网

扫盲篇：概念概况

一、全时空防治的物联网医学

物联网是根据 Kevin Ash-ton 教授提出的"The Internet of things（IOT）"发展而来，是互联网的延伸和扩展。物联网利用局部网络或互联网等通信技术，把传感器、控制器、机器、人员和物等通过新的方式联系到一起，实现了人与物、物与物的相联，同时也实现了信息化、远程控制和智能化管理。

物联网具有三大基本流程和十大功能。三大基本流程为全面感知、可靠传送和智能处理，通过智能感知、识别技术与普适计算和智能处理广泛服务社会。物联网最基本的功能特征为提供"无处不在的连接和在线服务"，具体可分为十大基本功能：①在线监测，这是物联网最基本的功能，一般以集中监测为主、控制为辅；②定位追溯，通常基于传感器、移动终端、家庭智能设施、视频监控系统等 GPS 和无线通信技术，或只依赖于无线通信技术定位，如基于移动基站的定位、实时定位系统等；③报警联动，主要提供事件报警和提示，有时还会提供基于工作流或规则引擎的联动功能；④指挥调度，基于时间排程和事件响应规则的指挥、调度和派遣功能；⑤预案管理，基于预先设定的规章或法规对事物产生的事件进行处置；⑥安全隐私，由于物联网所有权属性和隐私保护的重要性，物联网系统必须提供相应的安全保障机制；⑦远程维保，这是物联网技术能够提供或提升的服务，主要适用于企业产品售后联网服务；⑧在线升级，这是保证物联网系统本身能够正常运行的手段，也是企业产品售后自动服务的手段之一；⑨领导桌面，主要指仪表盘或智能商务个性化门户，经过多层过滤提炼的实时资讯，可供主管负责人实现对全局的"一目了然"；⑩统计决策，指的是基于对联网信息的数据挖掘和统计分析，提供决策支持和统计报表功能。

从概念角度讲，将物联网三大流程和十大功能应用到医学上，即为物联网医学。将全面感知、可靠传送和智能处理三大基本流程，以及十大功能用于医学上，即可进行全时空预防、保健、诊疗和康复。

●基于物联网技术的物联网医学十大功能

功能	物联网医学
在线监测	适合在线监测病情和指导治疗
定位追溯	可用于定位患者，进行急救，发现丢失的老年痴呆患者
报警联动	可提供监测生命体征的报警，提供三级联动的反应功能，协助医师治疗和管理患者
指挥调度	适合医疗急救调度和派遣功能，包括灾害医学的医疗服务
预案管理	可预先设定慢性病管理规章，进行全天候管理和及时处置
安全隐私	有利于提供用户或患者相应的安全保障机制
远程维保	适用于医疗的联网服务，服务患者，造福社会
在线升级	能保证物联网系统本身正常运行，也是远程医疗自动服务的手段之一
领导桌面	便于医学领军人才根据收集的海量信息，深度挖掘或者拓展诊疗功能，指导如何更好地解决医疗问题
统计决策	便于医学领军人才根据联网信息的数据挖掘和统计分析，提出解决问题的战略战术和提供医疗决策支持

其中在线监测、定位跟踪、警报联动、急救调度功能有利于全时空在线病情监测和指导治疗，派送救护车抢救患者并转送到最近的医院进一步处理，最大化地保证患者抢救成功率；预案管理、远程管理、领导桌面和统计决策功能可拓展海量信息深度挖掘功能，应用预先设定的规章对慢性病进行全天候管理和及时处置，改善生命质量和延长生存时间，创造最佳的医疗经济效益；安全隐私和在线升级功能是物联网医学技术的保障，可保证物联网系统能够正常运行，更适用于医疗的联网服务。

发展物联网医学既可缓解大医院人满为患的现状，又可为社区医师解决一些慢性病诊治和管理的依从性差的高技术难题，可以高效监测疾病，动态协助疾病和患者管理；此外，GPS 定位和报警装置可协助抢救患者生命并减少住院次数。

物联网的发展历史

近年来，随着个人计算机、计算机网络的普及，互联网对人们生活方式的影响越来越大，并将继续在各领域发挥其影响。随着传感器技术、微机电系统技术、无线通信技术和分布式信息处理技术的飞速发展，20 世纪 90 年代末研究学者们正式提出无线传感器网络技术（WSN）。

无线传感器网络是由部署在监测区域内大量的廉价微型传感器节点组成，通过无线通信方式形成的一个多跳自组织网络，其目的是协作地感知、采集、处理和传输网络覆盖地理区域内感知对象的监测信息，并上报给用户。

21 世纪开始，传感器网络技术的发展重点在于网络传输自组织、节点设计低功耗。除了应用于情报部门反恐活动以外，在其他领域也获得了很好的应用。2003 年美国《技术评论》杂志评出对人类未来生活产生深远影响的十大新兴技术，无线传感器网络被列为第一。同年，美国《商业周刊》发表文章指出，无线传感器网络将是未来四大高新技术产业之一。2005 年世界经济论坛《2005 全球议程》发表《智能传感器网络如何拯救地球》。2008 年美国《福布斯》指出未来的无线传感器网络比现在的因特网大得多，无线传感器网络正由高科技概念逐步走向大规模应用，掀起继计算机、互联网与移动通信网之后的世界信息产业第三次浪潮。

无线传感器网络可作为末梢感知网，与宽带接入、蜂窝、互联网等结合，极大地扩展现有网络中物与物、物与人互联的全新业务模式，即具有俗称"物联网"（IOT）的明显特征。物联网技术提出的设想是把传感器嵌入到电网、铁路、桥梁、隧道、公路、建筑、供水系统、大坝、油气管道等各种物体中，通过无线网络普遍连接起来，并通过计算终端设备和云计算将整个网络整合起来，实现人类与物理世界的交互。无线传感器网络作为物联网技术的重要组成部分，将很大程度上承担物联网概念中物理世界感知的功能。

物联网在国外被誉为"危机时代的救世主"，在当前经济危机尚未完全消退的时期，许多发达国家将物联网视为新的经济增长点。物联网的概念首先出现在比尔·盖茨于 1995 年所著的《未来之路》一书中，但在当时受到无线网络、硬件和传感装置发展的限制，"物联网"这个名词是在 1999 年被麻省理工学院自动识别实验室提出。2005 年在突尼斯举行的信息社会世界峰会（WSIS）上，国际电信联盟（ITU）发布了《ITU 互联网报告 2005：物联网》，正式将物联网称为"Internet of things"，对物联网概念进行了扩展，提出了"任何时刻、任何地点、任何物体之间互联，无所不在的网络和无所不在的计算"的发展愿景。这份报告说明，物联网的时代将要到来，所有物体都可以通过互联网相互联系。

近年来，各个国家都致力于物联网的研究。2002 年，韩国首先提出 e-Korea 的"电子韩国"战略；两年后，日本提出"u-Japan"的物联网战略计划；2008 年底，美国政府也采用了 IBM 的"智慧地球"战略。2009 年 8 月，"感知中国"的计划也被温家宝总理正式提出，这标志着物联网的发展和研究正式被我国提上日程。

美国权威咨询机构 forrester 预测，到 2020 年，世界上物物互联的业务，跟人与人通信的业务相比，将达到 30∶1，物联网将成为下一个万亿级的通信业务。据预测，到 2035 年前后，我国的无线传感器网络终端将达到数千亿个；到 2050 年，传感器将在生活中无处不在，这就是物联网中智能设备的规模效应。

物联网医学的发展现状

物联网医学，是把多种传感器嵌入和装备到医疗行业的设备中，将物联网与现有的互联网整合起来，实现医院、患者与医疗设备的整合。随着电子医学兴起、无线传感技术和物联网技术的出现，新生的物联网医学有望渐渐走进普通百姓的生活之中。物联网医学将可能改变未来社会的就医模式：在将来的整合超大智能型网络中，存在计算能力超级强大的中心计算机集群，对整个网络内的医生、患者、设备完成实时的管理和调控，一个新的医疗服务模式将有条不紊地运行。

我国对物联网在医疗领域的应用相当重视，曾特别提出了《卫生系统"十一五"IC 卡应用发展规划》。2009 年 5 月 23 日，专门就 RFID(射频识别技术)在医疗卫生行业的应用召开了一次会议，这些相应政策的出台，为物联网在医疗行业应用的发展打了一针催化剂。

物联网技术在医疗领域中的应用几乎遍及该领域的各个环节，物联网医学是将物联网技术应用于健康医学、健康医疗、医院物联网、健康监测、健康管理等医学卫生健康领域而形成的一个新兴的重要交叉学科，它基于现代物联网技术解决医学卫生健康领域的各种问题。顾名思义，物联网医学中的"物"就是各种与医学活动相关的事物，包括健康人、亚健康人、患者、医生、护士、医疗器械、检查设备、药品等；"联"就是信息交互，把上述"事物"产生的相关信息进行传输、交互和共享；"网"就是流程，物联网医学可以控制和改变信息的流向，各类健康、亚健康、患者的健康状况的发展，各种医疗活动相关的工作流程。通过把医学相关的"物"有机地"联"成一张"网"，物联网医学得以利用感知技术与智能装置对医疗卫生相关的事物和行为进行感知识别，通过网络传输互联，进行计算、处理和知识挖掘，实现各医学对象、各医学数据的交互和无缝链接，达到对医疗卫生健康领域的各种行为和变化的实时控制、精确管理和科学决策目的。

物联网医学的核心可以用 3 个字来概括："感""知""行"。"感"就是数据采集和信息获取，包括采集人体体征参数、获取周边环境信息、感知设备和人员状况，比如连续监测高血压患者的血压；"知"就是数据智能分析，获取医学相关的知识，比如针对患者的连续血压值，计算机自动分析出他的血压状况是否正常，如果不正常，生成报警信号通知相关医生知晓情况；最后，医生收到了血压值和报警信号，为其调整用药量，使其身体状况恢复正常，这就是"行"。"感""知""行"三者是相互循环往复的关系，医生为其调整用药后，继续对其血压值进行感知，从而展开下一轮循环。这只是举了一个简单的例子来说明物联网医学的内涵和应用。

物联网医学是社会物联网的重要组成部分，是在综合了信息化医院、智能医院、数字医院的基础上，对医院、医生、患者进行更加具体、全面、动态的描述。陆续有学者提出医疗物联网、健康物联网等相关概念，虽没有形成统一的定义和描述，但本质上都是相同的，只是描述的角度和范围不同。广义上来讲，物联网医学可以说就是医疗物联网，涉及医疗领域的方方面面。

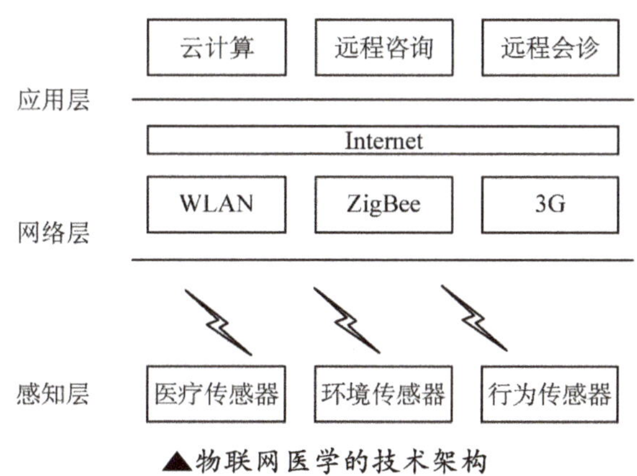

▲物联网医学的技术架构

（宋元林　杨达伟）

—— 专家简介 ——

宋元林

宋元林，复旦大学附属中山医院呼吸科副主任，上海市教委特聘教授（东方学者），博士生导师，亚太呼吸学会感染学组组长，上海市呼吸病研究所副所长，中华医学会呼吸病学分会常务委员，上海市医学会呼吸病学专科分会副主任委员。主要从事呼吸疾病诊断与治疗，尤其是慢性阻塞性肺病、支气管扩张、肺部感染、呼吸危重病抢救等。

案｜例｜篇：｜新｜奇｜"网｜事"

二、家门口的"大医院"

从"呱呱"坠地，到生命的终结，每个人都与医院分不开联系。当满怀对健康的向往在医院就诊时，也会面临着"顺心"与"不顺心"的体验，有挂不上知名专家号的苦恼，也有奔波劳累的困扰。"大医院门庭若市，小医院门可罗雀"，可以说是当前医疗资源配置的鲜明写照。难道家门口的医院真的是难堪大任，肩负不起健康保障之责？

当前，医疗信息化发展带动了整个医疗领域人流、物流、信息流的纵向和横向流动，构建了一张"医疗物联网"，上级与下级医疗机构、全科与专科医师、患者就医信息等得以在"医疗物联网"上流动，很大地提升了患者就医体验，也促进了医疗资源的纵向整合。

分级诊疗关键在于不同机构间的协作及与患者就医流程的承接，核心在于全科医师与专科医师之间的联动，而实际工作中全科、专科医师分属不同机构，各为"孤岛"。家庭医生签约制的推行，使全科医师作为患者健康的"守门人"，除了自身掌握相对全面的业务知识，还需要有相应的专科资源和渠道，以弥补自身"全而不专"的弱项。只有将患者—家庭医生—专科医生之间的诊疗链条理顺，患者就诊的流程、秩序才能真正地建立。

以上海市浦东医院为例，其立足区域医学中心的功能定位，与浦东南部地区11家社区卫生服务中心组团发展，筹备和建立了以该院为中心的业务紧密型医疗卫生协同发展网，同时依托华山医院、妇产科医院、儿科医院等优势医院建立医联体，努力搭建"1＋1＋1"分级诊疗架构，基于机构间的网络，依托医疗物联网，通过"联、通、动、控"，优质医疗资源协同网内流动，倡导同质化管理。

在促进基层能力提升方面，以强化基层功能为目标，促进院—院"双提升"。根据社区业务发展需求，选派相应学科带头人、业务骨干，定点、定时对社区进行医教研业务带教。以业务讲座、教学查房、义诊等形式的医教研活动实现共知共享，促进社区诊治能力提升，实现强基层的目标。作为上海市住院医师规范化培训基地,该院承担社区卫生服务中心的业务指导、技术支持和人才培养等任务。开设全科统筹门诊,协同网内优秀全科医师坐诊,来提高全科医师在患者心中的知名度与美誉度,同时熟悉专科工作,在分诊时能够对接好专科,做到精确分诊。

以医疗信息化为纽带,搭建大平台与多中心。搭建区域影像中心、检验中心、病理中心,实现社区居民就近检查,便捷就医。目前,远程影像诊断中心覆盖协同网络内 11 家社区医院,截至目前共诊断核片 10 万余人次,远程检验中心完成 1 万余例标本的检验工作;远程移动中心覆盖本院骨干医师与医协网内社区全科医师的 2/3,为实现基层首诊奠定技术支撑;同时可助力解决社区诊断医师不足、节省人力成本的问题。2014 年 12 月,该院建成上海首个数字化远程疑难"云病理"诊断平台,将优质的病理诊断资源辐射到区域内。2016 年 6 月 1 日,该院与云南省文山州人民医院建立"云病理疑难会诊平台",7 月与陕西省华阴市人民医院建立"云病理疑难会诊平台",为偏远地区的医疗机构提供优质的病理诊断服务,并获上海市卫生系统服务品牌。

借助医疗物联网,打通机构间的"信息孤岛",带来的好处主要有以下几点。

(1) 同质化的提升:依托医疗物联网的一体协同发展模式将影像诊断、检验病理标本等高质控要求的服务诊疗能力提升,将包括业务培训、教学查房等的工作覆盖到社区,从而促进社区诊治水平的提升。

(2) 基层首诊、上下联动的可实现路径:以实践来看,把各个机构的医疗联合作为一个整体,把全科医师、专科医师的联动作为一个整体,服务患者基层首诊;以远程信息技术为平台,对不同的系统与网络技术进行整合,推动医疗流程的一体化,提高整体运作效率与效能,为分级诊疗和医联体的建设提供一套全新的治理方式与实践案例。

(余 波 张 汉)

—— 专家简介 ——

余 波

余波,医学博士、主任医师、教授、博士生导师,上海市浦东医院暨复旦大学附属浦东医院院长、上海市医院协会副会长。上海领军人才、上海市医学重点专科学科带头人、国家脑卒中筛查与防治工程中青年专家委员会常务委员、中国医师协会血管外科专业委员会常务理事、上海市医学会血管外科专科分会候任主任委员。

三、智能药房"药等人"

　　大医院里总是人满为患，取药窗口长长的队伍让人心有余悸，一边是药师忙碌配药，一边是患者翘首以盼。药房作为医院的重要部门之一，尤其是门诊药房直接面对着患者，是医院服务的重要窗口，患者满不满意是医院管理者的现实考验之一。

　　长期以来，医院药房功能局限于单纯收方、发药。在门诊量大的医院里，药师处方调剂量大、工作强度高，制约着效率的提升。随着自动化技术的发展与进步，以及医院信息化建设的普及，医院药房的自动化、智能化成为一个重要的发展趋势。

　　目前，医院智能药房已成为现实，患者的处方在缴费完成后即生成配药指令，智能系统分别将处方上的药品自动装篮后传送至指定的取药窗口，供患者取药。智能发药机具有可以不间断、满负荷运作，连续调配药品的优势，从而使药师有较多的时间为患者提供用药指导，从事更有价值的安全用药服务。

　　基于与医院 HIS 系统对接的智慧药房系统，包括智能发药机、药品核对机、药品分包机等。

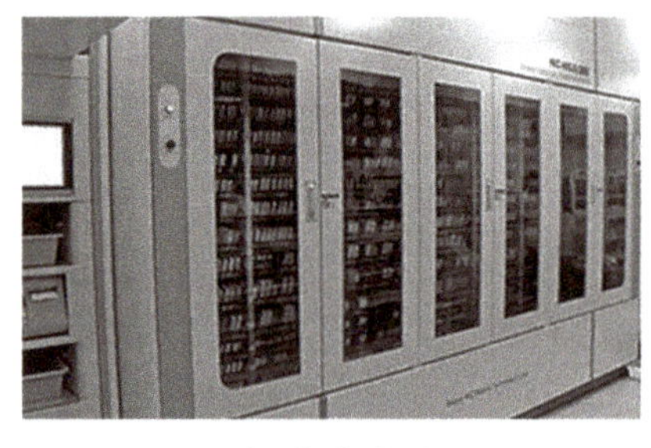

▲智慧药房系统

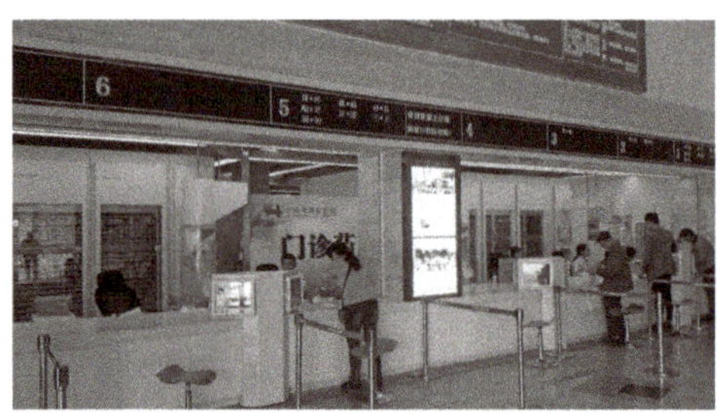

▲取药窗口再不见"长龙"

　　（1）患者就诊，医生开具处方，患者交费后，显示取药窗口。

　　（2）药房接收处方信息，智能发药系统根据处方信息，将药品分入不同药篮。

　　（3）按照处方信息，药篮进入不同的发药窗口。

（4）患者按照取药窗口提示到药房取药；药师扫描处方或刷患者就诊卡，核对处方信息，依方发药，并打印服药单给患者，交代用法、用量及注意事项。

（5）患者取药完毕。

智能药房与医院 HIS 系统药品数据结合，改变了人工配药、发药的模式，可以有效避免人员主观差错，实现了药房智能化；同时减少患者的等候时间，提升窗口服务水平。

（余　波　张　汉）

四、电子病历共享让患者"双手空空"转诊

　　走遍所有大医院，几乎都是一样的场景——"挤"。在一个医院看病就诊，会有很多检查报告、病历等，复诊或去其他医院就诊时，往往要都要带上。麻烦不说，还不易携带，更有丢失的情况，不便于检查等辅助信息的获取，要做重复检查，耗时耗费。

　　而现在电子病历共享的实现，有效地打破了地区、医院间"各自为政"的信息"孤岛"，避免患者重复开药、检查，患者的就诊记录将可在医疗机构间互联互通。

　　国家目前在提倡的分级诊疗，是以基层首诊、双向转诊、上下联动、急慢分治为目标，为了实现机构间的合理分工，各司其职。首诊在社区，常见病能够得到及时解决，大病、疑难杂症进大医院，康复、健康管理等回社区，患者在长期的治疗、康复过程中，能就近、经济、有效地得到贴心细致的医疗服务支持。

　　以电子病历共享为支撑，传统的手工转诊单已成为过去时，医生工作站联通双向转诊系统，让患者在上下医疗机构之间的流动更便捷。医疗信息化的发展及以患者"信息流"为主体之一的电子病历共享建设，有效地落实了社区卫生服务中心与综合医院间的双向转诊，为双向转诊开辟了绿色通道，明确了二、三级医院与社区卫生服务中心之间的双向转诊关系，使双向转诊的绿色通道更加有效、便捷。

　　未来，基于医疗信息化建设，统一、规范的电子病历与居民健康档案的建立，将实现医疗机构间的互联互通与信息共享，切实解决群众看病就医问题。

（余 波 张 汉）

五、沃森机器人实践人工智能辅助诊疗技术

　　"互联网＋"的东风在神州大地愈演愈烈之时，有一股星星之火借风昂首，隐约有燎原迹象，这就是"人工智能＋智慧医疗"！当百姓对医疗服务质量的要求越来越高之时，当精准医疗成为克制肿瘤等恶性疾病的希望之时，当人工智能技术悄然崛起之际，以"人工智能＋智慧医疗"为核心的人工智能辅诊技术便应运而生了。

　　去年，国内首家沃森（Watson）联合会诊中心在上海某三甲医院正式成立。这意味着，中国的医疗行业将有自己的"阿法狗"，基于目前全球最新的大数据，医疗工作者将获取权威的治疗方案。Watson 是 1997 年战胜国际象棋冠军的超级电脑 IBM"深蓝"的后裔，2011 年，Watson 参加"危险边缘"（Jeopardy 智力竞赛）取得冠军后，引起了纪念斯隆·凯特琳癌症中心（MSKCC）的关注。他们给 Watson 学习了全球 200 多本顶级期刊的学术论文及数百本的医学专著，此后，IBM 继续联合 MSKCC，基于 NCCN 癌症治疗指南和其在美国 100 多年的癌症临床治疗实践经验来教育 Watson。简单地说，Watson 现在就是一个全球肿瘤

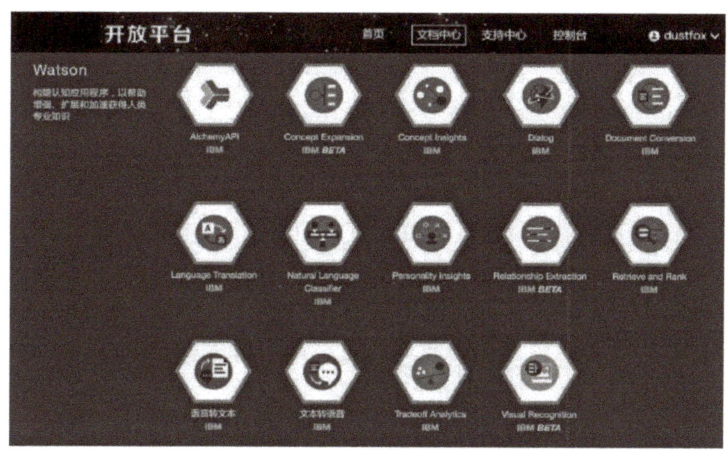

▲"问沃森"（ask Waston）操作界面

研究的知识库，当医生将患者的资料输入以后，它可以根据自己掌握的循证医学、专家经验等综合给出科学的治疗方案，并且还会在方案后面附上它的理由，就是它所学习的相关学术论文。

在上海某三甲医院，"问沃森"（ask Waston）正在成为医院不少医生工作的"关键词"。将患者的治疗史、分期特征、转移位点、危重病情况等逐一输入电脑，数秒钟后，详细的西医诊疗方案分析单可呈现在屏幕上。沃森系统结合大数据分析，为医生提供全球范围内对病患的最佳诊疗方案。同时，医生可根据患者个人的经济情况和身体状况选择最优方案。但这并不意味着医生不看病。

> **生活实例**
>
> 对于某位乳腺癌局部晚期患者，为了把损伤降到最低，此前医院给出的初步治疗方案是通过化疗将肿瘤缩小后再进行手术。现在，沃森机器人在经过短短数秒的分析后，给出了和医院相同的治疗方案。这是一种权威的印证。有了机器人的分析，医院将更放心地使用人工评估治疗方案。

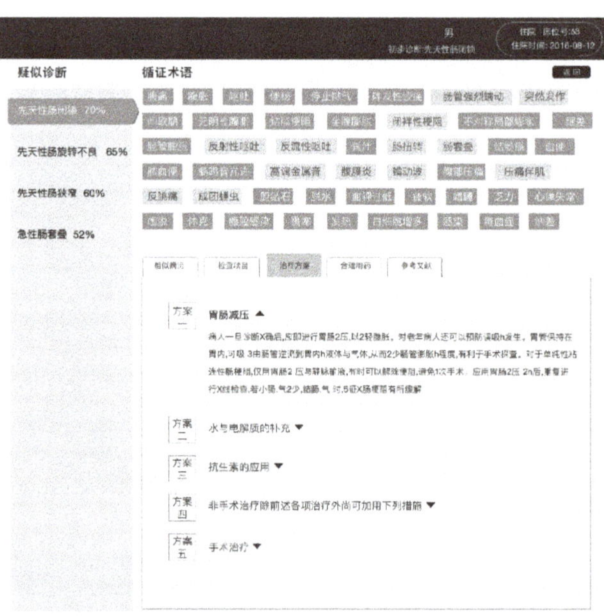

▲"问沃森"（ask Waston）诊断界面

"问沃森"的背后，是一套全球化的医疗大数据。欧美在西医治疗肿瘤方面更成熟，沃森机器人里涵盖了欧美权威的治疗方案。目前，沃森机器人内涵盖290种 SCI 医学期刊、1 500 万页论文研究数据和美国 NCCN 指南等。

沃森机器人更像是医生的小助手。在每个推荐治疗方案的底部，机器人都会给出一个国际权威期刊对相关病例的核心描述，医生不再需要一本一本地去翻资料，就能找到全球顶尖期刊的理论支持。医生的经验是有限的，在沃森机器人上寻找诊疗方案的过程更像是一次次相互学习。年轻医生可以从机器人的大数据中获得更多启示，一旦医生将自己的治疗方案上传，意味着机器人也"学"到了成功经验。

沃森机器人的应用对于医院的医生也赋予了新的特殊任务，医生们需要把诊疗的数据上传至沃森机器人大数据库，填补机器人在这一领域的空白。诊疗中心的长期目标，是把中医的传统治疗经验引入大数据库。通过机器人，把优秀的中医治疗经验推广到全球。在医生眼里，化验、治疗都是过程，但在计算机里，这是一个又一个的大数据。对数据的整合分析，能够成为未来医疗的大方向。

（陈尔真）

—— 专家简介 ——

陈尔真

陈尔真，上海交通大学医学院附属瑞金医院副院长，主任医师，博士生导师。中华医学会重症医学分会委员，国家卫生和计生委重症医学医疗质量控制中心专家委员会委员、中国医师协会创伤医师分会重症医学专业委员会主任委员。

六、"企业健康小屋"助力员工健康管理

在大型城市中，由于工作、生活节奏紧张，绝大多数企业员工长期处于亚健康状态，加班等因素所导致的过度劳累等问题突出。对于企业来说，针对企业员工健康问题的管理显得尤为重要。

"企业健康小屋"的出现，可以帮助员工做好日常的健康管理。通过日常的健康检测，帮助企业员工做到疾病早期发现，使员工早就医，减少小病拖成大病的可能性，使慢性病患者的生存期得以不断延长。这是专门针对企业用户开发的健康服务管理模式。

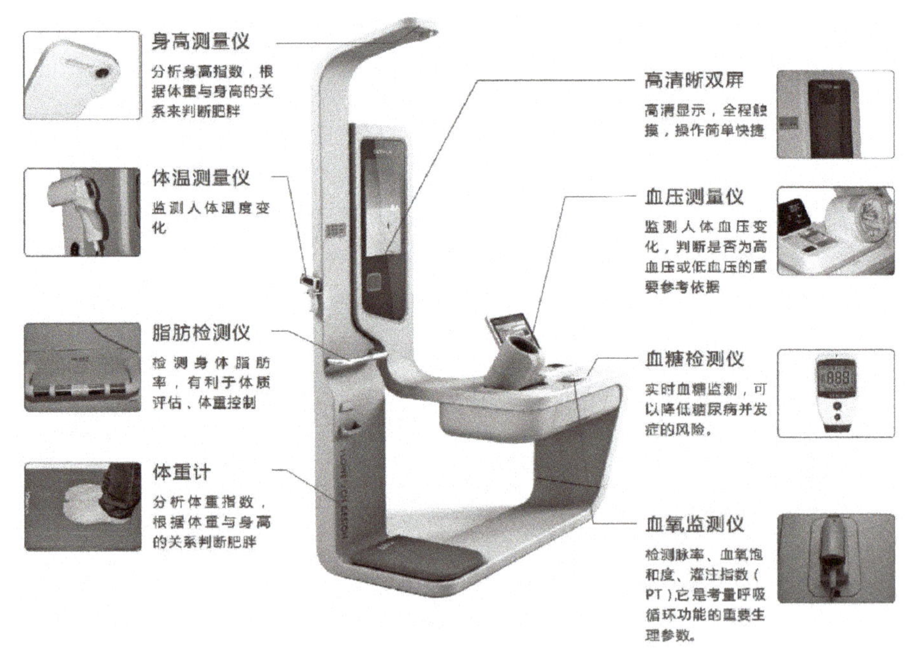

▲健康一体机

"企业健康小屋"通过在企业指定的地点配置健康物联网终端设备（健康一体机），提供检测服务内容，帮助企业员工完成日常的自检活动，可实现的自检指标包括：身高、体重、额温、血压、血糖、心率、血氧、胆固醇、尿酸、脂肪、心电图等

共计 11 项内容。并通过对接全程健康服务平台，提供完善的健康管理服务内容。其内容包括：帮助员工建立健康档案，以便及时了解员工各阶段的身体状况；为员工提供远程健康咨询内容；定期安排不同科室医生，提供上门健康咨询服务；在员工体征检测异常时，提供远程健康跟踪干预服务，并在第一时间提供就诊建议指导；为员工提供就医协调支持服务，使就医过程更便利，达到"医防结合"的一条龙就医体验。另外，还可以帮助企业分析企业员工团体健康现状，为企业增效；定期开展团体健康教育服务活动内容，帮助企业提升员工的健康素养。

"企业健康小屋"项目的目的在于为企业员工提供优质全面的健康管理解决方案，探索企业员工新型健康关爱服务模式。通过在企业投放物联网健康检测设备，建立健康服务点，构筑企业移动医疗服务环境。可方便、高效地通过物联网终端检测设备做到员工日常的体检自查，做好健康数据的采集工作。通过配套的服务平台，链接专属的医生服务团队，为企业员工提供及时的健康管理服务。在提供服务过程中，以"O2O"形式实现，即线上、线下相结合的互动医疗健康服务内容，为员工提供健康干预、远程随访、健康提醒、健康咨询、转诊、预约等一体化医疗健康服务。

（翁思跃　余伟晟　舒　凌）

—— 专家简介 ——

翁思跃

翁思跃，万达信息股份有限公司高级副总裁，上海万达全程健康服务有限公司创始人，20 余年企业管理及医疗信息化行业经验，曾带领团队完成中国第一个全院（上海交通大学医学院附属瑞金医院）影像系统项目建设。

七、"心书"心电云实现实时监测和预警

国家心血管病中心发布的《中国心血管病报告(2012)》显示,中国心血管病患者约为 2.9 亿,每 5 个成人中有 1 名心血管病患者。而且随着社会经济的发展,人口老龄化及城镇化进程的加速,中国心血管病危险因素流行趋势呈明显上升态势,导致了心血管病的发病人数持续增加。

传统的医疗健康感知设备主要应用范围,包括医院病房、急症监护中心(ICU)、体检中心,以及部分社区医疗服务中心等专业医疗机构。"智能医疗设备＋互联网＋智能软件"构建安心网平台,在院内院外心血管疾病筛查/监测、诊断/治疗、手术及术后康复/慢性病管理等价值链中,实现患者、医务人员、医疗机构、医疗设备之间的互动,实现各种医学数据的交换和无缝链接,实现医疗卫生保健服务的实时动态监控、连续跟踪管理。

如心书 S－MCT,可进行实时监测和被动危急值报警,对恶性心律失常和心肌梗死形成及时预警并在"黄金时间"组织急救,有效降低心源性猝死的发生概率。

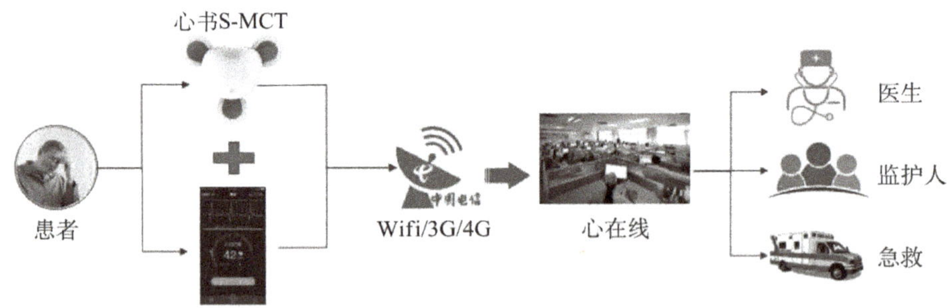

▲"心书"体系架构

通过"心书"云平台＋"心书"可穿戴智能设备＋创新服务的模式与三级诊疗完美融合,实现医疗机构、医生、患者、政府之间的无缝链接,共建和谐健康的"医疗＋互联网"时代。

"心书"可穿戴智能医疗设备的四大核心功能包括:实时长时间监测心脏情况,根据患者监测数据自动生成诊断报告,或者患者也可选择上传监测数据,让

专业的医生进行诊断。

远程心电实时监测系统,在医院内进行所有病床的心电实时监控,在监控测量结束后,云端算法结合医生的专业分析,将生成一份专业的健康评估报告。

远程监测系统和报告解读服务方便了患者的就医过程,帮助医生实现了分级诊疗,更可以让患者在节约资金的同时享受到高水平医生的诊治和指导。

　　家住上海市徐汇区的 62 岁张女士,近半年时间内经常感到头晕、眼前发黑、晕厥,医生考虑为脑血管意外。她先后在 5 家医院做过 CT、磁共振、脑电图等检查,检查结果均显示正常,无法确诊,心态很差。之后,医生建议使用"心书"动态心电仪进长时间不间断实时监测。监测结束后通过设备医生端进行数据传输,3 小时后心电方面的专业医生就及时出具了报告,检查结果为:窦性心律,2 度 2 型房室传导阻滞。张女士及时到医院安装了起搏器,再未发生过晕厥。

"心书"动态心电仪支持 iOS 及安卓系统,适用于 iPhone、iPad 以及安卓系统的智能设备,为用户提供了多种方式进行健康咨询,并有二甲、三甲公立医院主治医师以上资格的医生为用户进行专业的心电图报告解读。

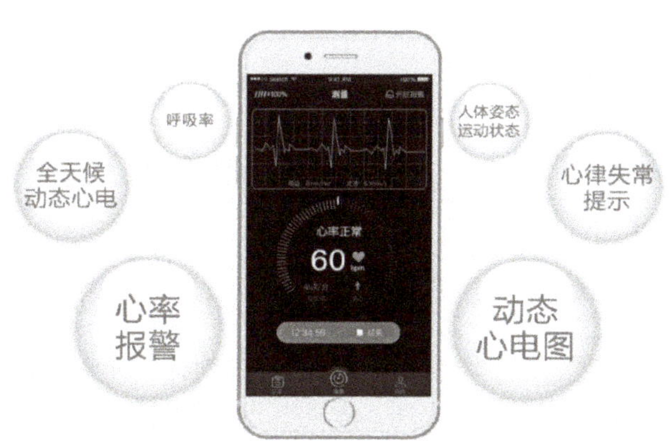

▲"心书"智能模块

"心书"动态心电仪还可为社区独居老人监测身体健康情况,在有跌倒危险时报警;为有冠心病、心血管病史的患者监测潜在危险,为突发疾病抢救赢得时间;为马拉松参赛者、运动爱好者提防运动过度产生的运动猝死;为工作繁忙的青年做疲劳监测,预防过劳死。

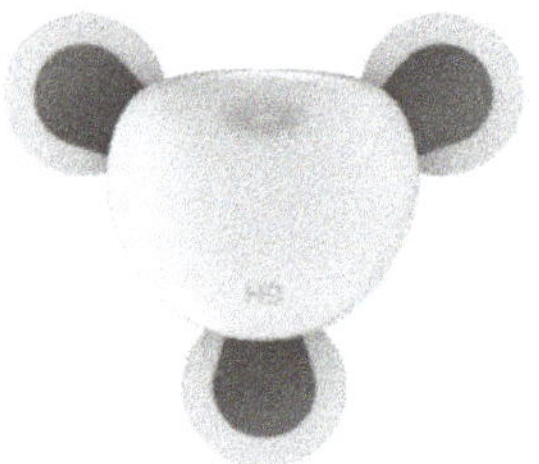

▲"心书"紧急情况处理

"心书"心电云能有效实现患者自我监测,做到早预防、早治疗,提供全方位、智能化的医疗服务,让治疗更加有效,让患者更加舒适。患者可以随时随地运用互联网得到医生的诊断指导意见,通过手机 APP 可以在线学习,了解心脏病疾病知识。

多导心电记录仪+心电工作站+单导长程心电监测模式,全面实现慢性病管理+紧急救助,这也是互联网医疗将带来的更加全面的健康服务,是有效降低公众医疗成本的一大趋势。

(金庆辉　陶若杰)

— 专家简介 —

金庆辉　陶若杰

金庆辉,中国科学院上海微系统与信息技术研究所研究员,博士生导师,传感技术联合国家重点实验室副主任。主要从事生物传感器、微流控芯片、电化学传感器、临床检验技术等方面的研究。

陶若杰,上海心书科技发展有限公司总经理,中国科学院上海微系统与信息技术研究所传感技术国家重点实验室博士,主要从事医疗信息化和医学传感器的研发,体外检测远程心电传感传输技术。

实｜操｜篇：｜达｜人｜教｜程

八、"云随访"院后健康管理

　　"云随访"是全国首个利用互联网的移动用户体验、实现多渠道随访的管理产品,利用物联网技术实时采集院外健康数据,以人工智能引擎实现人机协作,实现患者院内外医疗健康管理完美结合,实现患者随访、宣教、提醒等院后服务的自动化,实现居家健康监测、医—护—患沟通等服务深度整合。

　　"云随访"产品体系包括医院随访系统、专科随访系统、客户 VIP 管理系统、慢病管理系统、妇幼随访系统、科研随访系统、区域人群健康管理系统。操作界面如下。

▲ 院后随访

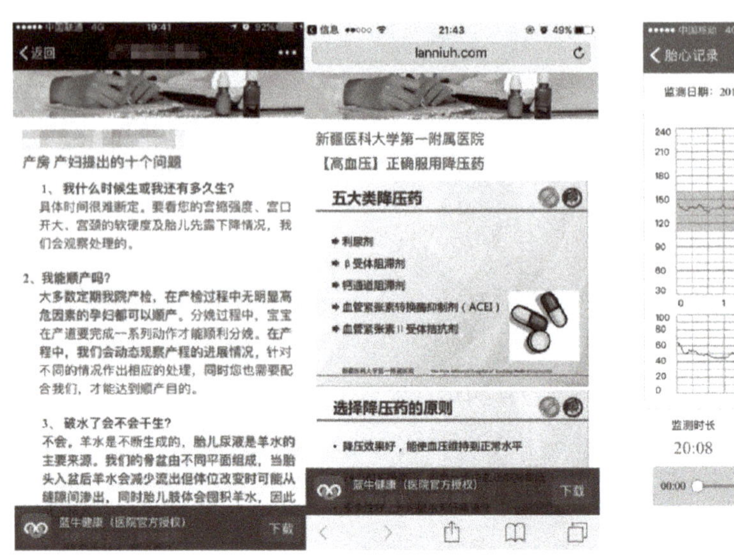

▲健康宣教　　　　　　　　▲胎心监测

通过"云随访"系统的建设，医院改变了原有口头告知、纸质传达等落后的信息传递方式，利用移动 APP、微信公众号，医院可以和患者建立更为紧密的信息沟通渠道，利用系统还可以实现自动化的随访、宣教、提醒。医生、护士工作量没有增加，其院后管理效率却成倍增长，改变了医生、护士因工作忙碌、缺乏时间而做不好患者院后管理工作的现状。

"云随访"系统同时也对医院患者院后管理进行了重新定义，结合物联网的方式，利用目前常见的可穿戴智能设备，实现了患者居家健康监测，尤其是需要长期院外监测管理的患者群体。医疗工作者可通过对心电、胎心、血糖、血压的实时监测，达到对冠心病患者、高危孕妇、高血压患者、糖尿病患者实时管理的目标，这在传统的模式下是无法做到的。

随着物联网技术的不断完善，医疗器械、监测终端进入家庭是现代化社会发展的一个大趋势，患者直接在家即可进行相应的健康监测。不远的将来，患者在家做Ｂ超等设想都将成为现实，而医生对于患者居家的健康管理、健康监测等也将成为其服务内容之一。

（陈尔真）

九、"企业健康小屋"的自我管理运用

　　"企业健康小屋"是"一站式"的新型企业健康线上线下相结合的管理服务解决方案，为上班一族提供便捷的体征测量服务。通过"企业健康小屋"实现更多指标的检测采集，并可得到专业医生团队的建议指导，扩展员工的自我健康管理途径。

　　使用企业健康小屋，需要备置或下载以下工具和材料："健康助手"APP，物联网设备"健康小屋"、视频电话，"上海健康云"APP（专项APP产品），企业微信公众号（专项微信产品）。

　　（1）身份认证登录。企业员工携带身份证前往"健康小屋"进行刷卡登录。

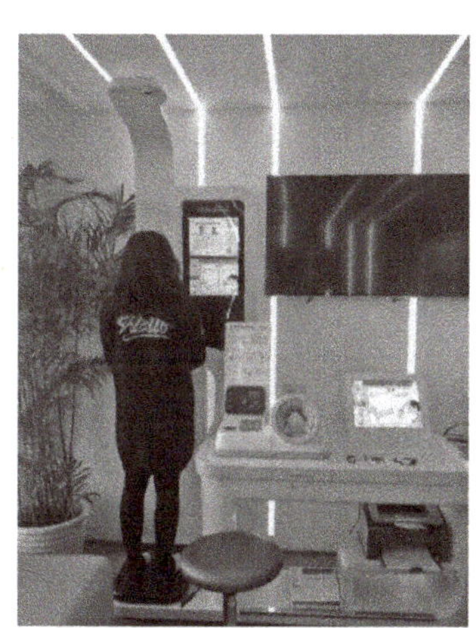

▲员工自测身高、体重

　　（2）体征指标自测。用户登录成功后，进入测量界面，可进行血压、血氧、血糖、腰臀比、身高、体重、脂肪、体温、心电图等测量。如测脂肪值时，测量者站到机器上，双手紧握手柄；站稳、站直后，点击测量仪键盘上的"测量"键；系统播报语音，开始测量；测量结束后，显示结果。

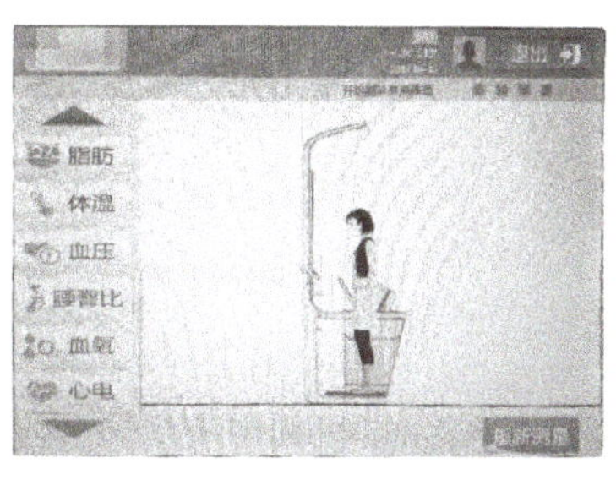

▲健康一体机屏幕提示操作

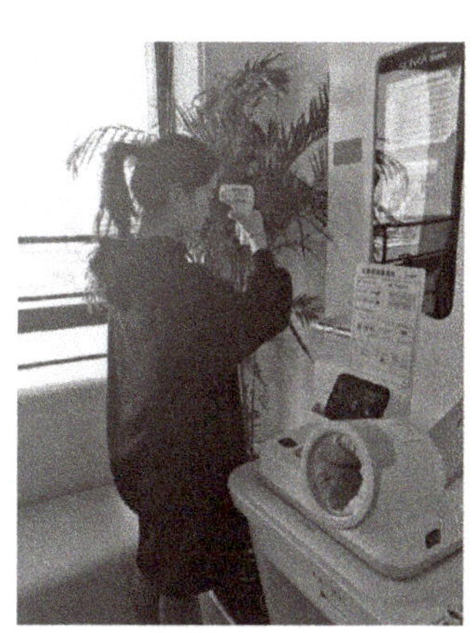

▲体温测量示意

（3）体温测量。拿起体温枪，将体温枪对准额头，点击测量。

（4）做心电图。先用心电仪采集数据，采集完数据后按"发送"按键，心电仪数据开始上传；点击屏幕上的"开始测量"按键，点击"提取数据"，开始接收心电仪发出的数据；数据传输完后屏幕上会显示测量结果。

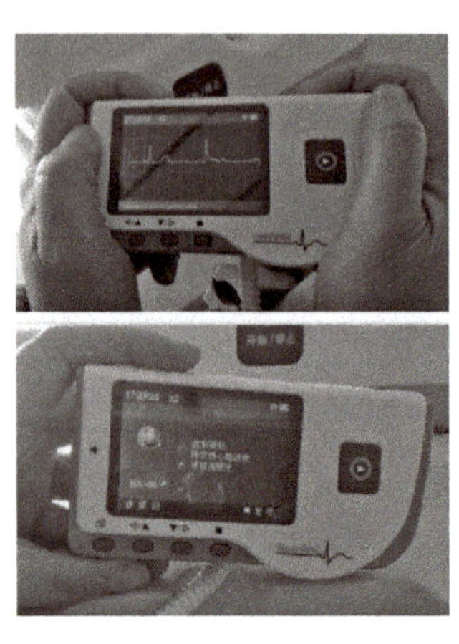
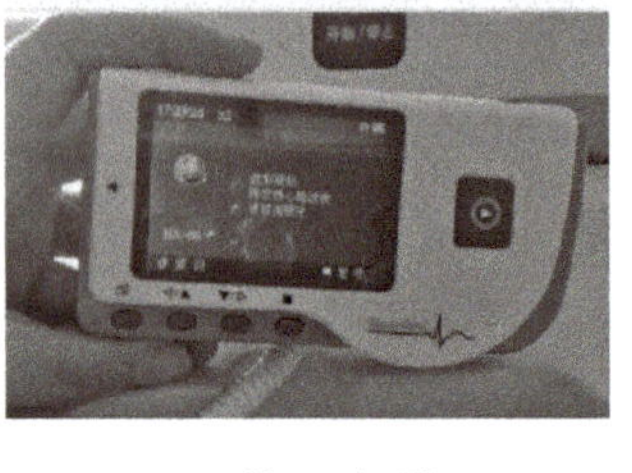

▲做心电图

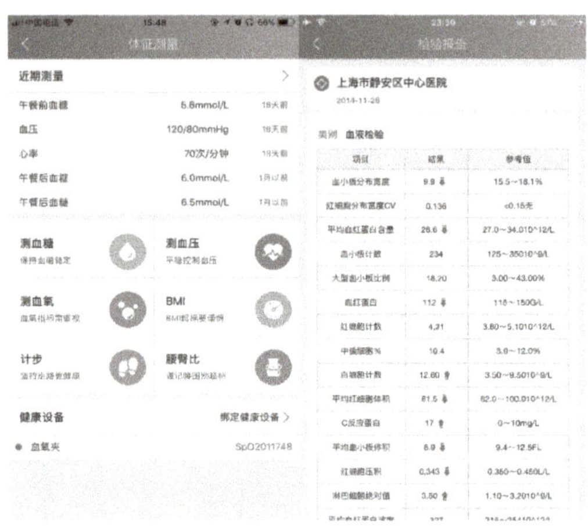

▲"上海健康云"APP（专项 APP）全程健康档案（专项微信产品）

（5）测量数据查询。当所有项目测量完毕，可以通过三种方式进行查询。①项目测量完毕，可打印报告。②登录"上海健康云"APP（专项 APP），可查询报告。③登录企业微信—全程健康档案（专项微信产品），可查询报告。

（6）远程健康咨询。企业员工根据自测数据，可以通过物联网设备——视频电话与医疗机构的医生就测量的结果进行远程健康咨询。

（翁思跃　余伟晟　舒　凌）

十、肺癌计算机辅助检测的实际运用

随着医学影像数字化的普及，当前医院的 X 线、CT 等影像检查都已经实现数字化和网络化。各类医学图像的显示、医生的日常诊断读片、报告书写等工作，都已经在计算机上完成。同时，随着计算机人工智能和图像识别技术的发展，基于人工智能的医疗影像辅助诊断也正走进医院为医生和患者提供服务。

　　老张是个"老烟枪"了，最近咳嗽不断，不过自己想想因为吸烟，有咽喉炎，也就没太在意。近期，老张在公司组织的由"全程健康"负责的体检中，经 X 线胸片发现肺部有一些小结节。"全程健康"的私人医生马上打电话给老张，建议他去专科医院进行进一步详细检查。

　　该医疗机构体检中的 X 线胸部影像检查，试点使用了计算机智能辅助检测（CAD），可自动精准识别影像中直径更小的肺结节，以减少漏诊概率。正是计算机智能辅助系统发现了老张体检 X 线胸片的异样。后来在专科医院，经过专业影像医生的确认，老张的早期肺癌被确诊，及时采取了有效的治疗方案。

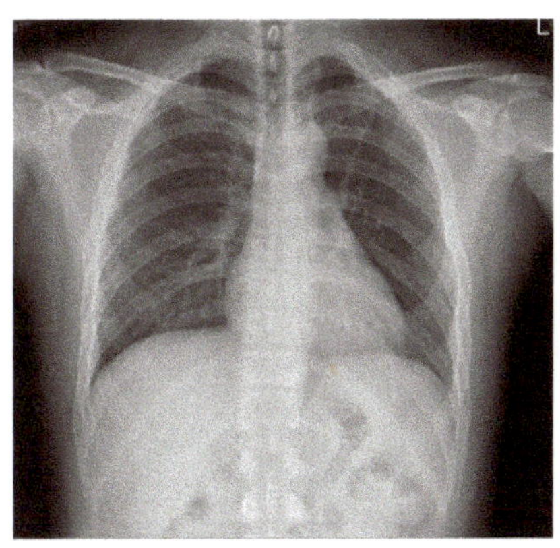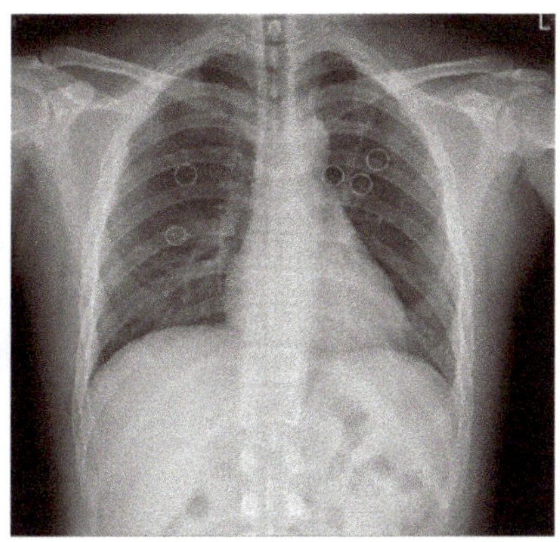

▲原始胸片（左）和智能辅助判断的胸片（右）

　　在传统的诊断手段下，早期肺癌很难被发现。首先，患者身体无明显症状。其次，传统体检的 X 线胸片检查对早期肺癌的漏诊率很高，尤其是在正位胸片上。上述计算机智能辅助诊断系统的引入，可以协助医生尽快地定位胸片上的病灶。经验丰富的医生可以根据计算机辅助检测系统提供的结果，进一步判断肺部结节是不是肺癌，从而为治疗赢得时间。

　　目前，上海已经根据数十万例的医学临床影像数据，建立了部分常见病种的影像特征库，可应用于影像智能辅助诊断、临床数字化教学和科研分析。

　　上海市的部分医疗机构试点了肺癌计算机辅助检测（CAD），基于上海市影像特征库的病种影像特征指标分析，通过人工智能技术可进一步自动精准识别常见病灶。影像专家的评价是：CR/DR 胸片是基础检查方法，能发现病变，可作为筛选检查；计算机辅助检测（CAD）软件，可增强对直径 <2 厘米的肺小结节的识别、分析和确认，特别有助于对医生易遗漏的小结节和肺隐蔽部位的小结节的检测和诊断。

（翁思跃　舒　凌）

CHAPTER SIX

人工智能

扫盲篇：概念概况

一、人工智能之"利器"——深度学习

深度学习作为最为前沿的人工智能技术之一，在解决字符识别、语音识别和图像理解等领域的许多应用问题时取得了令人瞩目的进展。深度学习的概念起源于人工神经网络，在本质上可以看作是如何对具有深层结构的神经网络进行有效训练的方法。神经网络是一种由许多非线性计算单元（或称神经元、节点）组成的分层系统，网络的深度就是其中的层数。Hinton 等人在《科学》杂志上发表题为"Reducing the dimensionality of data with neural networks"（《减少神经网络数据的维度》）的文章，有效地克服了深层网络在训练上的难度，使深层网络获得了优异的特征学习能力，所学习到的特征不仅能够很好地刻画数据的本质，而且有利于完成可视化或分类任务。

纵观国内外的医疗卫生政策和产业布局，大数据驱动和人工智能前沿技术辅助的精准医疗势在必行。近年来国家推出"3521"工程，建立三级卫生信息平台，建设健康档案和电子病历 2 个基础数据库和 1 个专用网络。国家卫生和计生委启动了"基于'数字肺'的呼吸系统疾病评价体系与诊断标准研究"项目，旨在对呼吸系统影像学量化诊断做出开创性的探索。国外的众多学术机构和相关企业也开始在医疗大数据和人工智能的结合方面布局。美国的卡内基梅隆大学成立了机器学习与医疗研究中心，由著名机器学习专家邢波任中心主任。在机器学习顶级会议 ICML2015 的圆桌讨论会上，YanLecun 等深度学习领军人物预测医疗健康领域将是深度学习发展的下一个"大事件"。IBM 公司斥资数十亿美元先后收购医疗数据分析公司、医疗成像数据公司、医疗大数据分析公司以及人口健康技术销售商，配合旗下人工智能分析平台沃森来解读、分析和预测数据模型，从而建立医疗解决方案。此外，一些利用人工智能技术来分析医疗大数据的创业公司也不断涌现，比如谷歌的 DeepMind，美国的 Enlitic 和 Behold. ai，韩国的 Lunit 以及国内的"医渡云"等。从以上背景可以看出本项目在学术探索和商业应用方面均有重要研究价值。

医疗大数据通常具有以下特征

（1）数据海量：医疗数据通常来自于拥有上百万人口和上百家医疗机构的区域，且数据呈持续增长的趋势。依照医疗行业相关规定，患者的数据通常需要保留一定年限。

（2）动态实时：医疗信息服务中会存在大量在线或实时数据分析处理的需求，例如临床中的诊断和用药建议、健康指标预警等。

（3）多源异质：医疗数据的存储形式多种多样，比如各种结构化数据表、非（半）结构化文本文档、医疗影像等。这些医疗大数据的固有特征为针对它们的信息处理、融合与分析提出了挑战。尽管模态形式不同，但是这些数据从不同的角度表达同一高层语义信息或者是描述同一病症，比如某位患者电子病历中记录显示其为年老、吸烟且有既往肺部病史，再结合该病患的临床影像数据，可以更好地作出病情诊断。

从统计和计算的角度看，深度学习特别适合处理上述所提到的大数据。在很多问题上，深度学习是目前我们能找到的最好方法。它集中体现了当前机器学习算法的三个大趋势：用较为复杂的模型降低模型偏差，用大数据提升统计估计的准确度，用可扩展的梯度下降算法求解大规模优化问题。此外，深度学习几乎是唯一的端到端机器学习系统。它直接作用于原始数据，自动逐层进行特征学习，整个过程直接优化某个目标函数。而传统机器学习往往被分解为几个不连贯的数据预处理步骤，比如人工抽取特征，这些步骤并非一致地优化某个整体的目标函数。

深度学习基本和扩展模型

深层网络可以粗略地分为生成式模型和判别式模型。生成式模型常常用来表达数据的高阶相关性或数据的统计分布，而判别式模型则常用作进行数据的分类或者刻画数据的后验分布。生成式模型主要有自编码器、深层玻尔兹曼机（DBM）和深层信念网络（DBN）以及和与积网络，其中前 3 个模型在学习过程中都需对无监督学习（RBM）进行预训练，而第 4 种却不需要。判别式模型主要涵盖卷积神经网络（CNN）、递归神经网络（RNN）和深层凸网络（DCN）。此外，虽然 RBM 作为一个只有两层的网络从严格意义上并不是一个深层网络，但由于它作为许多深层网络预训练的基础核心，也可被看作一种基本的深度神经网络模型。在以上若干模型的基础上，近些年深度学习领域又出现了许多其他变种模型。

深度学习针对医疗大数据领域的研究现状

随着深度学习技术的不断发展和其受重视程度的不断积累，这项前沿人工智能技术也开始被应用于处理医疗大数据。Kim 等人设计了一个双层堆叠的卷积独立子空间网络（ISA network）用来做 7T 磁共振图像的海马体分割，较传统手工设计特征的方法而言取得更优的结果。Zhang 等人利用深度卷积神经网络学习 T1、T2 和 FA 磁共振图像的统一表示，进而完成对幼儿脑组织图像的分割。Suk 等人提出使用多模态深度波尔兹曼受限机从磁共振图像（MR）和正电子断层扫描图像（PET）中学习统一特征表达，来进行阿尔茨海默病及早期认知功能损伤的诊断。Liao 等人也使用深度神经网络来完成磁共振图像中前列腺组织的分割，取得了较好的实验结果。Pham 等人提出面向医学预测（个性化医疗）的端到端深度动态记忆神经网络 DeepCare，该网络以长短时记忆神经网络 LSTM 模型为基础，通过对电子病历的处理分析，对患者的健康状况进行预警并给出诊疗建议。Lipton 等人也使用了 LSTM 模型来分析重症监护室中患者的电子病历动态时序信息，从而进行辅助诊断。

（宋元林）

二、远程心电监测，随时的"120"

　　心律失常、心血管方面病变引起的猝死已经成为死因的主要构成部分。对于这类患者，早期预防与应急救治非常必要，心电监测作为重要的救治参考依据，借助信息化手段，实现高危患者心电监测数据实时传输，实时预警分析，可及时地拯救危急患者。

　　目前，远程心电诊断监测实现了实时、动态的数据上传、预警、监测、干预，患者在接上这个系统后，心电指标出现危急值时系统就会报警，医生可以指导院前急救，或者"120"及时介入、转运，医院充分做好入院后的抢救准备，尽可能地争取抢救"黄金时间"。

　　作为一种创新的专科疾病医疗急救模式，远程心电诊断监测＋胸痛中心的建设，实现早期快速准确诊断，科学、快速救治，缩短救治时间，为高危患者架起了生命通道。如广东省某医院构建的"互联网＋胸痛＋心律失常中心"利用心电监测设备对基层高危患者进行实时监控，并借助大数据分析系统，显示心电"危机值"；如果出现需要紧急处理的情况，还会即时语音报警，进行实时预警分析，拯救危急基层患者。

　　（1）高危患者佩戴远程心电监测设备。

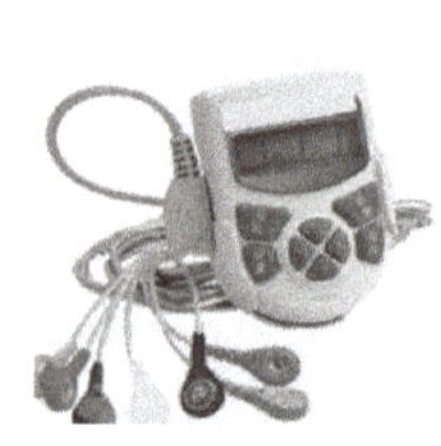
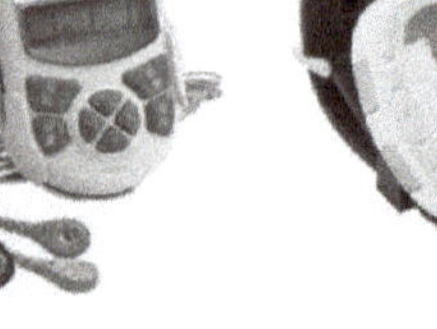

▲远程心电监测设备

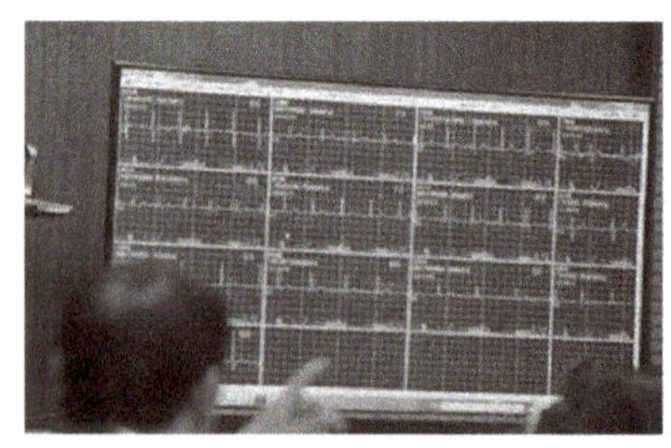

▲布设远程心电监测网络

（2）医疗机构远程监测。医院构建"胸痛中心"，布设远程心电监测网络，实现实时、动态的数据上传、预警、监测、干预，同时与急救中心实现联动，为危急患者提供救治绿色通道。

（3）急救配套服务。"120"急救中心为心电监测异常的危重患者提供紧急求助、转诊等服务。

基于网络信息，"胸痛中心"有利于实现优质医疗服务更广范围的覆盖，协同救治高危患者，为推进优势医疗资源下沉、实现同质化医疗服务、提高患者救治成功率、挽救生命，提供了更好地途径。

通过多机构、学科间协作的医疗模式，依照规范化的诊治流程，远程心电监测手段助力改善患者健康、提高救治成功率和就诊满意度。

（余　波　张　汉）

三、居家就医，未来的家庭医院

众所周知，在我国，医疗资源配置不均，尤其是基层医疗资源暂时还不能有效地满足居民日益增长的医疗服务需求。"看病难"，难在路途、难在"专家号"有限、难在各种检查和付费等环节"人山人海"。是否所有的疾病都需要到大医院去看？答案显然是否定的，群体规模超大的慢性病患者，可能更多的是去量个血压、配个药、做个检查，然后治疗方案依然如故。

在上海，随着家庭医生制度的完善推进，患者在就医中的便利越来越多。如签约家庭医生的"慢病长处方"，上级医院的"延伸处方"等，都是以患者为中心，让患者更有"健康获得感"的举措之一。同时，还有"居家医康养"服务模式，将基本医疗、康复治疗等服务送到患者家中，进行上门医疗护理服务。

同时，随着智慧医疗与医学科技的不断推进、融合，我们的传统就医习惯和模式将发生深刻转变。从到医院看病，到"居家"享受上门服务，医疗物联网发挥了极为重要的作用。具有生理信号检测和处理、信号特征提取和数据传输等功能的可穿戴智能设备，为人们在家看病提供了技术支撑。

以生物信号获取、检测、处理和数据传输为特征的智能医疗设备，从身体获取数据，作为实时监测和反映身体功能的各种传感器，类似于当前的辅助检查，如血糖、心电图、脑电图检查等，将数据实时传输至"诊断中心"，根据人群健康大数据库判定疾病的发生发展状况，同时做出用药、康复、膳食营养、心理疏导等治疗方案，药品通过物流送达。

在新的医疗模式下，家庭就是个体化的医院。通过与通信技术和网络技术相结合，把"医院"搬至"家中"，居家就医的家庭式医院不是梦。

（余　波　张　汉）

四、人工智能，让医学影像诊断更精准

  自 2016 年人工智能第三波浪潮爆发以来，人工智能在医疗领域的应用大幅展开，尤其是人工智能和医学影像的结合。人工智能依靠强大的机器视觉，能高效准确地分析医学影像，减轻了医生的压力，同时也提高了临床诊疗的效率。

  人工智能在影像诊断上的原理如下：首先找到大量的标本（原始影像），由专家医生对标本进行标注，然后人工智能程序对标本和标注进行学习，记录各种症状并数字化；在进行了大量的（机器）学习以后，人工智能程序形成了一个用于影像识别的（网络）数据模型；在新的医学影像输入以后，人工智能程序利用算法和数据模型进行模式适配，然后找到症状图像并标明相关属性，给出诊断依据。对于人工智能程序给出的识别结果和诊断报告，专家可以继续修正和调优，人工智能程序的数据模型继续迭代和优化，会让人工智能程序的诊断、分析越来越精确。

  目前人工智能在医学影像的很多方面均有应用，例如：可以通过手机拍摄一张皮肤照片快速诊断皮肤病；可以通过读取乳腺 X 线片快速、准确预测乳腺癌风险；可以通过扫描胸部 CT 片快速定位肺结节，并判断出良/恶属性；在胎儿畸形的筛查与诊断方面，人工智能可以对超声截面图进行审读并给出诊断报告。

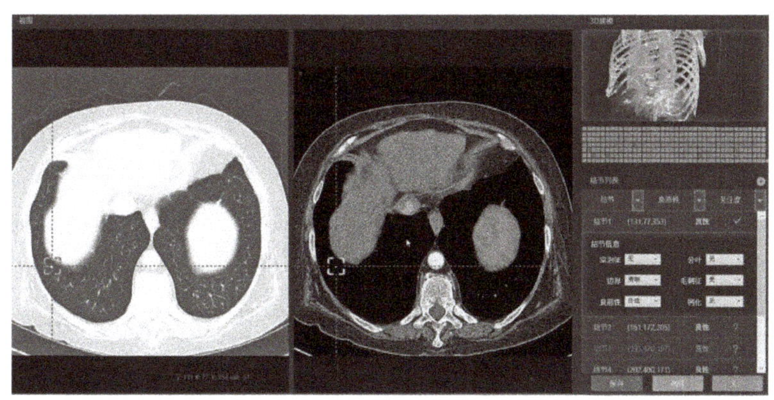

▲人工智能辅助诊断

　　人工智能正在以惊人的速度进入我们的日常生活：从语音识别到影像诊断，从机器学习到人工智能。它已经从一项单纯的技术转变成为很多学科交叉后的新兴领域。

　　2016 年 11 月谷歌在《美国医学协会杂志》发表题为《用于检测视网膜眼底照片中的糖尿病性视网膜病变的深度学习算法的开发和验证》的文章，提出了一种能够解释视网膜照片中糖尿病性眼病迹象的深度学习算法。这一研究成果证明了机器学习能够帮助医学成像诊断的能力，引人瞩目。基于这种技术，医生在资源有限的情况下可以初步筛选患者，效率要大大高于普通的眼科医生。

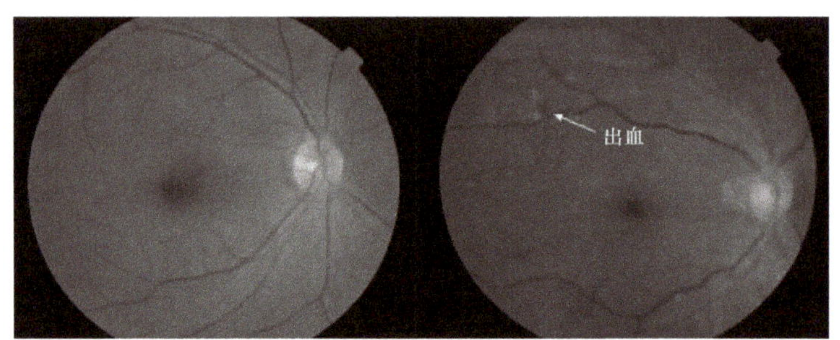

▲ 健康视网膜（左）与病变视网膜（右）对比图

　　人工智能影像诊断在很多方面有重大作用，首先是可以和影像科医生的诊断结果做一个印证。其次，对影像科医生的医学影像诊断报告可以有查漏补缺作用。医学影像辅助诊断也可以用在二级医院，二级医院一般来说信息化程度比较高，但是医技的水平相对较低，人工智能医学影像辅助诊断正好能作为一个强有力的补充。最后，人工智能是一个程序，它不会疲劳、没有情绪，比人类更精准。随着算法的不断进步和数据的不断积累，人工智能的水平会越来越高，会从现在的帮助人类做判断演变到代替人类做判断。

（陈尔真）

五、药品"物联网"为用药安全保驾护航

如今，药品在生产环节被贴上电子标签，所有与药品生产、流通、库存、消费有关的信息全部写入电子标签。通过电子标签将信息汇集到医药流通平台，进行全过程实时监控，可以通过传感器密布，确保药品质量安全；打造"直供"平台，斩断药价虚高利益链；通过全过程监控，实现"问题药"无处藏身的新医药模式。

基于物联网的药品物流服务平台创建了以建立医院药品第三方物流供应为基础的、精细化的医院药品物流服务体系。该模式运行后大大提升了药剂、药库管理水平，减少了医疗安全隐患和药品浪费，节约了医疗资源，促进了临床合理用药的监督管理，实现了把药品延伸到患者床旁的物流一体化服务。

药品物流服务平台将药品从采购、入库、处方审核、医嘱拆分、发药、拆包、分包、静配及楼层配送等各环节，依托物联网技术、结合移动计算、二维码、RFID自动感知识别，做到真正意义上的药品全过程管理。

平台总体架构组成包括：硬件网络基础设施（物联网平台）、药品信息及物流管理系统、区域药品信息集成平台、药品临床数据中心（CDR）及药品管理决策分析平台。硬件网络基础设施（物联网平台）依托于 WIFI、RFID 技术，实现药品及配送人员在药品物流环节的跟踪、定位、自动识别管理，有效地降低人为干预，提高物流效率。药品信息及物流管理系统涵盖药品采购管理、药品供应链管理、第三方药库管理、药品中转库管理、药品使用安全管理及药品物流管理，实现药品在信息流上的全过程信息闭环管理。药品信息集成平台实现与药品供应商、第三方药品物流服务中心及各医院之间，采用药品数据交换标准规范的药品数据互联互通。药品临床数据中心（CDR）通过药品信息流数据的有效整合，最终通过相关数据标准整合，统一汇聚到药品临床数据中心，便于后续药品在临床、科研上的数据分析与挖掘。药品管理决策分析依托于药品临床数据中心（CDR）实现各种自定义、预定义的药品各项指标统计报表，为医院运营、科研机构科研及政府部门对药品监管提供监测数据。

（陈尔真）

六、互联网心电检查让诊断更智能化

　　日常就诊过程中,医生常常会让患者去做各类心电图检查。常见的心电检查有常规心电图、动态心电图、运动心电图、院外长程心电图,我们听得最多的"做一下心电图",是常规心电图检查,即静态心电图检查。

　　常规心电图是在人安静状态下记录的心电图,因为记录时间短暂,所以常不能记录到一些发作性心脏事件(如阵发性心动过速或阵发性心房颤动),也不能正确反映人在正常活动中的心电状况,这时就需要动态心电图检查。动态心电图记录仪体积小,可以随身佩戴,记录24～72小时心电图,有助于疾病诊断。对记录仪所记录的心电图,医生将作出专业分析和判断,给出相应的心电图诊断报告。如果上述记录时间内患者未出现有关症状,心电图上未得到阳性的结果,有时需要进一步的检查,如院外长程心电图。

　　不同于影像诊断,心电图诊断的依据是人体心电图波形变化的数据测量值。随着心电数字化的普及,各类心电图显示、数据测量和报告书写等工作,都已经实现了在计算机上完成。同时,海量数字心电图已经初具规模,人工智能在心电图诊断领域已经在上海得到初步应用,可以应用于心电图智能辅助诊断、临床数字化教学和科研分析。

　　基于海量心电数据库建立的心电数据模型,可以自动精准识别常见异常波形,例如早搏、阵发性心动过速、心房颤动、传导阻滞、束支阻滞和ST－T改变等,可以帮助医生发现异常心电图,减少漏诊、误诊率。

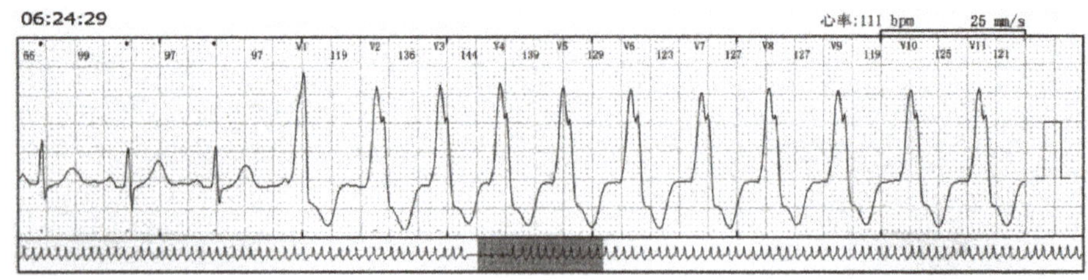

▲阵发性室性心动过速

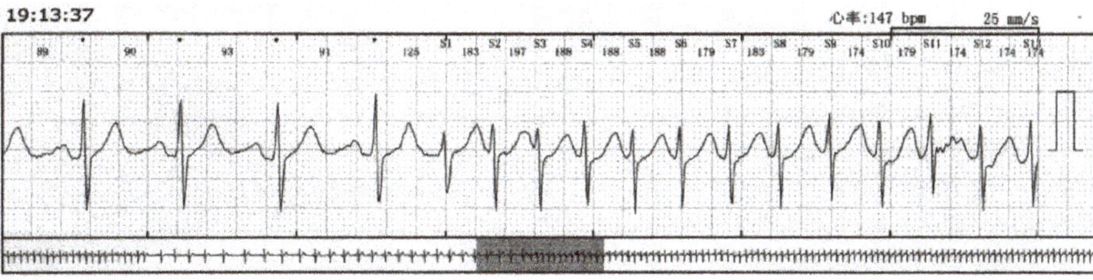

▲ 阵发性室上速

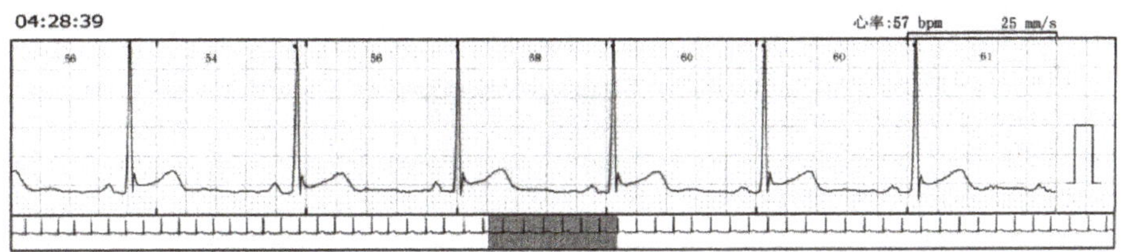

▲ ST 段抬高

　　综上所述，未来人工智能技术在心电领域将成为临床医生必备的工具，为医生和患者提供更快捷、更准确的心电图诊断服务。

（翁思跃　冯建刚　张　伟　舒　凌）

—— 专家简介 ——

冯建刚　张　伟

冯建刚，远程心电专家，上海四维医学科技有限公司总经理。

张伟，工商管理硕士，上海四维医学科技有限公司项目经理。

七、利用医学影像特征库的智能辅助诊断

常见的医学影像检查有：X 线、CT、磁共振、B 超、内镜检查等。据统计，在医院常规就诊患者中，有 10% 左右的人会需要影像检查服务。而且由于影像诊断在疾病确诊方面的作用日渐重要，需求量还在逐年增加。以上海为例，全上海每年会有约 1 500 万就医人次接受医学影像检查，还有大量的体检影像检查数据未统计在内。

同时，随着医疗影像设备技术的不断发展，设备产生的影像从模拟转为数字化，影像的精度和数量也在呈几何倍数增长。例如，一张传统的 X 线片转化为数字化图像的分辨率可以达到 500 万像素以上；一次 CT 和磁共振的检查由十几年前的 20 幅图像，增长到目前的成百上千幅图像。每一次影像检查的图像都需要至少 2 位影像科医生的肉眼去逐张进行判读、诊断，以免遗漏细小的病灶。

面对如此庞大的诊断需求，影像医生的工作是相当繁重的，一位三甲医院的放射科医生每天需要读片诊断超过 100 例。大量的影像数据内容，对于医生的能力以及精力都是极大的挑战。

因此，我们需要引进影像智能辅助诊断技术。通过机器案例数据库的智能学习和临床智能辅助判断功能，可有效减少错看、漏判等风险。随着医学影像数字化的普及，当前 X 线、CT 等影像都已经完全数字化。各类医学图像的显示、医生的日常诊断读片、报告书写等工作，都已经在计算机上完成。

目前，上海已经根据数十万例的医学临床影像数据，建立了部分常见病种的影像特征库。影像特征库可以进一步应用于影像智能辅助诊断、临床数字化教学和科研分析，其涉及的病种包括以下几种。①呼吸科、胸外科：肺癌；②普外科、消化内科：结直肠癌、胃癌；③心脏内科、心脏外科：急性心肌梗死、主动脉夹层；④神经内科：脑卒中（脑梗死、脑出血）；⑤骨科：骨肉瘤；⑥儿科：母细胞瘤；⑦普外科：乳腺癌。

可以预期，未来将会有更多的智能辅助诊断技术投入临床使用，为医生、为患者提供更快捷、更准确的医疗服务。

（翁思跃　舒　凌）

八、智能提醒优化医患信息共享

上海申康医院发展中心率先应用信息科技，在全市市级公立医院中启动建设临床信息交换共享平台（即医联工程），实现了医院间互联互通和临床信息共享。迄今，医联工程已建成国内最大样本量的医疗信息库，并具有国际领先水平。申康中心依托信息科技创新，围绕服务患者、服务临床和服务管理三个纬度，助推医疗服务模式和管理模式创新，为全面推进市级公立医院综合改革提供有力支撑。截至 2017 年 3 月，医联数据中心已经采集海量临床诊疗数据，为8 265 万患者建立了诊疗档案，其中 1 600 万社保患者可调阅的诊疗记录 4.4 亿个、处方明细 22 亿条、检验报告 2.6 亿份、检查报告 3 446 万份、病案首页 2 263 万份、出院小结 770 万份。非影像数据累计达 5.79 TB，影像数据累计达 1.3 PB。

医联工程的建设在"共享、共建、共赢"的建设理念和医疗机构管、办分开的创新管理体制下，利用信息技术，建成了服务患者、服务医生、服务管理的 17 类业务系统，实现区域诊疗档案共享、用药智能提醒、治疗安全警示、网上预约、一站式付费等协同医疗业务，改变了患者信息分隔、医疗机构各自为政的格局，创建了以医疗信息共享为基础、以患者为中心的新型协同医疗服务模式，为新一轮医疗体制改革提供了技术支撑。

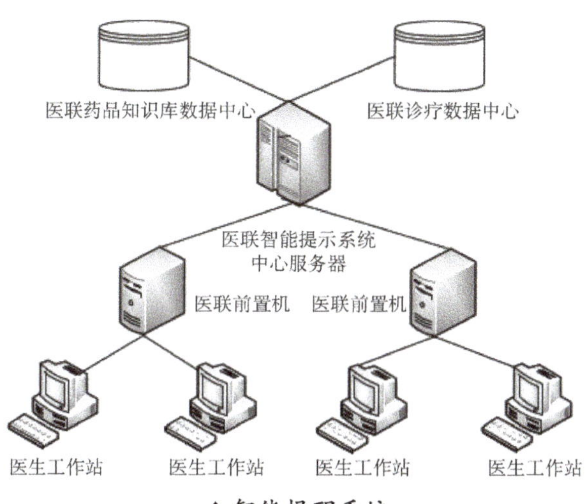

▲ 智能提醒系统

医院医生工作站通过前置机与申康医联中心平台进行交互，医联中心平台上存放有患者的特征信息。医生在下达医嘱时，医生工作站根据本次医嘱并结合医联中心提供的患者特征信息发起对治疗安全警示系统的调用，由医院端的相关应用软件判别是否存在各种治疗安全的不利因素存在。

通过与上海市申康医联平台中心数据库的联动，在患者就诊的时候，依据就诊患者的个人情况、历史健康特征情况等，针对医生对患者开具的处方医嘱，在中心诊疗数据库与药品知识数据库进行比对判断，于恰当的时机在医生工作站上对接诊医生提出需要注意的事项。医院通过已部署的智能提醒软件，在联网医院范围的各医生工作站前端对疑似问题处方、重复处方等进行提示，以发挥医联系统在医疗卫生服务事业中的引导、辅助作用，实现治疗安全警示的功能。

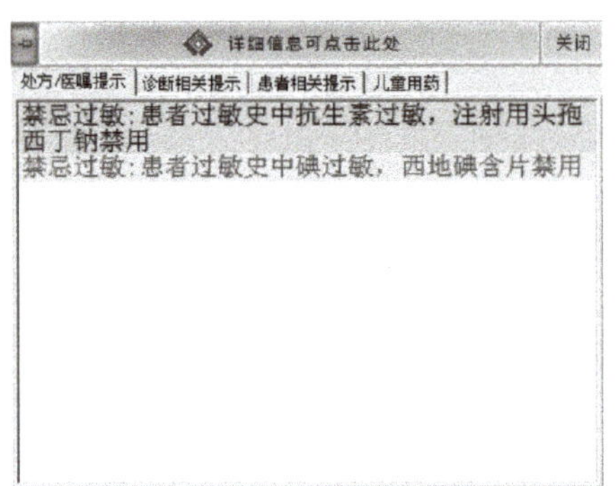

▲处方/医嘱提示

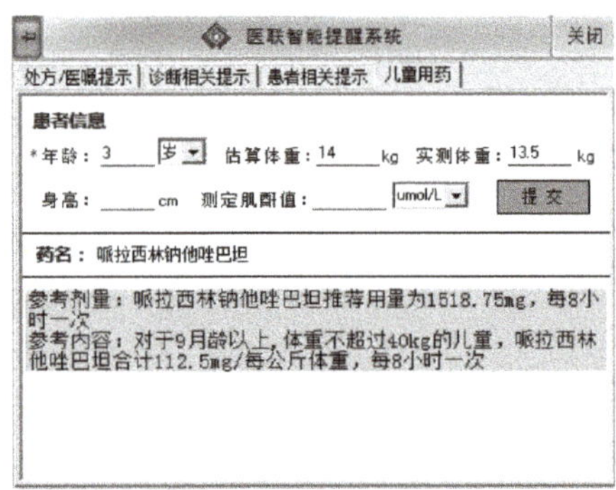

▲儿童用药提示

对于用药智能提醒遵从率的统计，医联中心端已经形成了常态化的任务，并定期将智能提醒遵从率统计结果、节约费用等信息反馈至医院，使医院管理人员能够及时清晰地了解情况，发挥智能提醒的功效。目前平均每月智能用药提醒33万次，医生平均遵从率为 11.6％，平均每月节约患者药品费用 615 万元。

通过对数据采集方式和内容的不断优化，完善数据质量，进一步提高数据可利用性，为医联中心的上层应用提供更准确、更及时、更完整的数据。同时依托医联中心，建立医联运行维护体系，从制度、增加监控手段等多方面入手，提升医联系统的稳定性。进一步扩展智能提醒的应用，通过优化知识库、特征库等机制，将弹出式辅助诊疗的功能更加细化，达到利于医生就诊、便于患者就医的目的。

（翁思跃　符　鸣　舒　凌）

九、"上海健康云"创建慢性病管理新模式

　　"上海健康云"旨在依托信息化平台，推进上海市"医防融合"新型慢性病全程健康管理体系建设，逐步实现根据健康人群、高危人群、患病人群以及疾病恢复期人群分层、分类需求，提供综合性、医防融合、全程有效的健康管理服务。

　　"上海健康云"由数据资源管理、服务资源管理、应用服务支撑、综合管理及决策支持 4 个子平台和 1 个云知识库构成，对外以"健康云居民端"APP、"健康云医生端"APP 为应用终端，连接医生和居民的服务。

　　"健康云居民端"APP 目前主要提供健康档案、慢性病管理、在线咨询、体征监测四大功能，其中慢性病管理以糖尿病管理为切入点，提供了报告查看、血糖历史、医生建议、监测方案、随访计划五个模块，为患者自我管理、连接医生服务提供支撑。

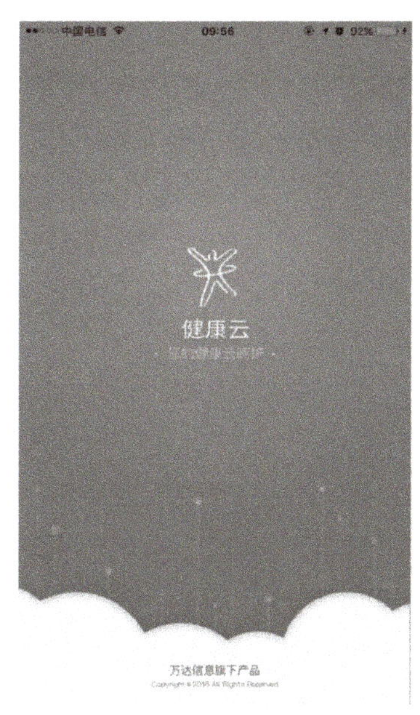

▲登录页面

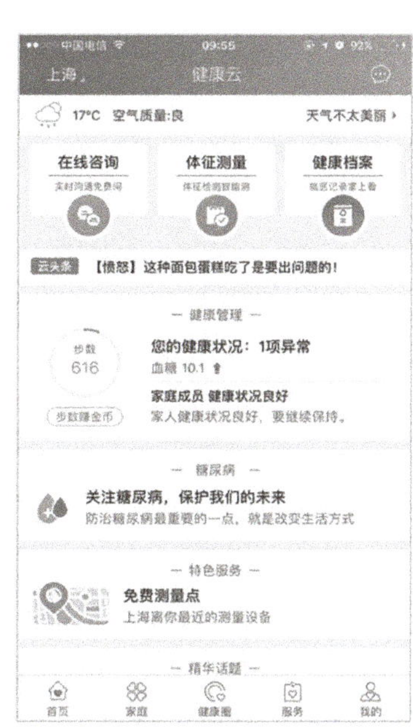

▲首页

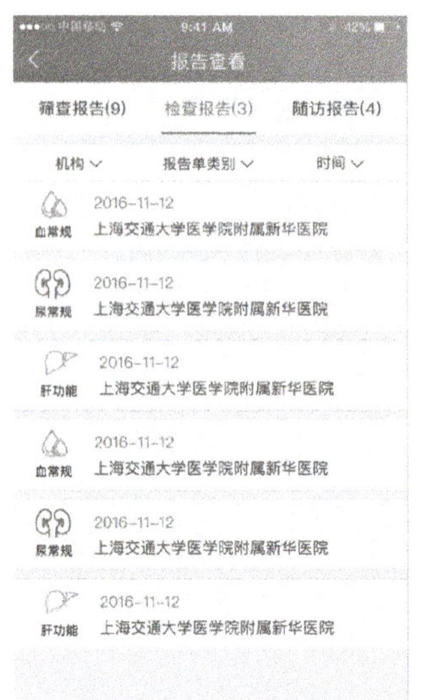

▲检查报告查看页

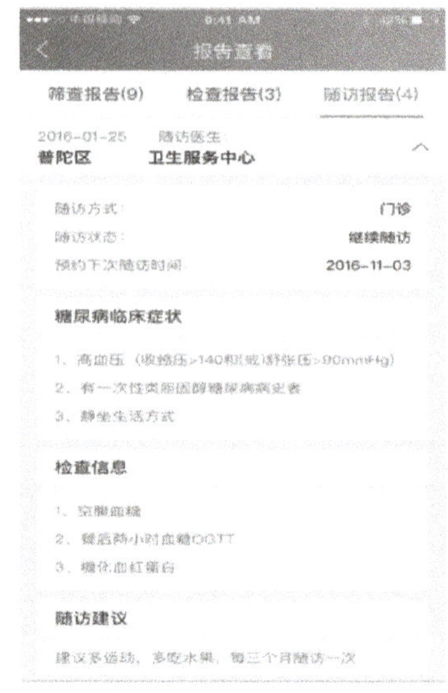

▲随访报告查看页

　　"上海健康云"的慢性病管理模块，以个体健康风险评估为健康管理切入点，并实现主要慢性病的合并管理。实现健康人群、慢性病高危人群以及控制不佳的慢性病患者的分类管理；充分发挥二、三级医疗机构在慢性病防治中的作用，实现临床医疗机构对社区卫生服务中心的联动支持。尤其是在社区慢性病患者双向转诊、人员培训、技术指导等方面，明确了二、三级医疗机构的职责，确保慢性病患者按需转诊、逐级转诊，实现全程管理。同时，全面实现信息化对慢性病防治工作的支撑。

　　基于"上海健康云"平台，已为 16 个区提供糖尿病早发现和并发症筛查（包括糖网筛查）信息化服务。截至 2016 年年底，填报的早发现筛查人群已达到 129 661 人，筛查出的糖尿病前期人数为 17 260 人（13％）、糖尿病患者人数 14 191（11％）。后续将开展基于已登记管理患者的并发症筛查工作，同时，纳入糖尿病专病管理系统的患者已达到 26 717 人。

　　通过应用推广，"上海健康云"获得了一定的经验和效果。一是支撑居民健康自主管理，提升了居民对社区慢病健康管理的获得感；二是基于健康大数据分析，提升了家庭医生的慢病管理效率和服务黏度；三是提升了管理者对慢性病管理情况和效果的监管力度。

　　"上海健康云"是覆盖全生命周期、内涵丰富、结构合理的健康服务业体系，将打造一批知名品牌和良性循环的健康服务产业集群，满足广大人民群众健康服务需求。

（翁思跃　潘　铮　舒　凌）

十、智能语义系统让网上预约更人性化

　　由于医学分类越来越细致，而患者缺乏对医学知识的了解，在网上挂号过程中，常常不知道自己生了什么毛病、应该挂哪个科室。在去医院就诊的过程中，我们的第一个环节就是在医院前台（导诊台）向工作人员描述自己的症状，然后经工作人员初步判断或者根据患者的选择，分流到合适的科室。基于这些需求，目前已采用计算机人工智能技术，将智能语义系统应用在网上预约的智能科室推荐上。

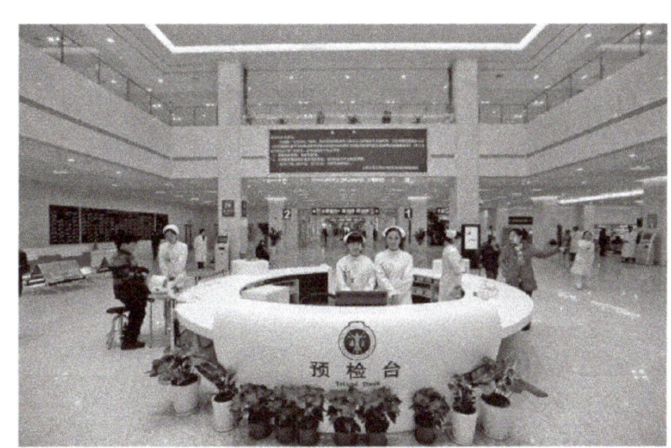

▲预检导诊帮助来院患者分诊

　　实际就医场景中，常见的患者症状描述可能有"我最近时常感到乏力、胸闷不适，偶尔会在劳累后产生心悸"，那么医院导诊台工作人员会根据患者的描述推荐他去心内科或中医科。假如一位儿童患者最近经常咳嗽、流鼻涕、发热，工作人员会根据经验判断这个小孩需要去呼吸内科就诊。

　　从以上的描述可知，患者去哪个科室就诊是可以根据症状与疾病来判断的，因此，我们在医学专家指导下构建了"症状—疾病—科室"知识库，基于自然语言处理技术以及基于图的人工智能算法，计算出症状与科室的关联概率，从而推荐患者去最合适的科室就诊。

　　患者同样可以在计算机上给出如上文所述的模糊描述内容，可以是口语化的字眼，科室推荐系统会总结出具体可能的症状，基于"症状—疾病—科室"知识库，借助人工智能算法帮助患者选择高概率可能的诊室信息，完成"在线挂号"这一流程。患者可以直接在系统的 web 界面上输入自己的症状，然后提交。系统会推荐一组最合适的科室给患者选择，省去了患者排队的时间，提高了挂号的效率。

（翁思跃　阮　彤　舒　凌）

实｜操｜篇：｜达｜人｜教｜程

十一、利用可穿戴设备实现居家就医

智能手环、心率监测等可穿戴设备近年来广受关注，关于其在医疗领域的应用也备受争议，从正面角度来看，似能增加一种新的就医模式。

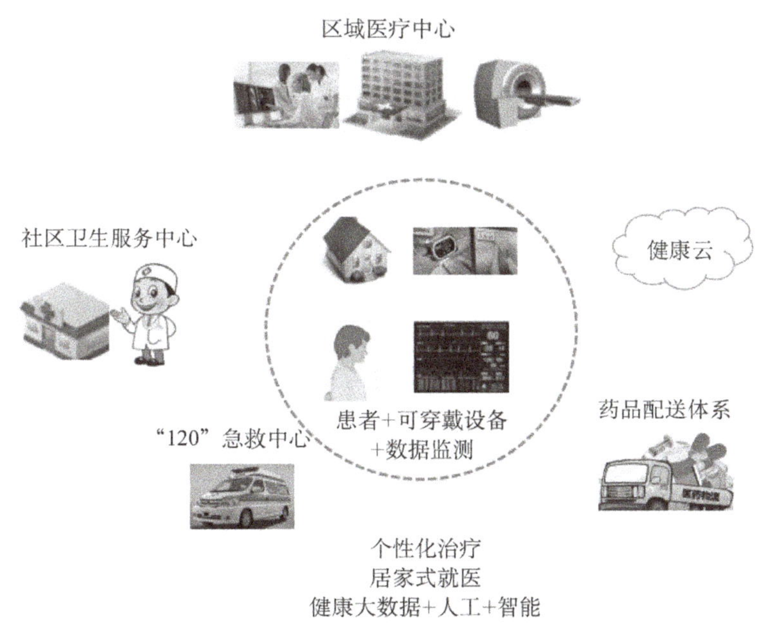

▲个性化居家式就医

可穿戴设备与居家就医对象为慢性病患者，居家就医涉及患者、医生、医疗物联网、人工智能设备、药品供应、急救转运等主体与体系。实现居家就医方法如下。

（1）可穿戴设备获取身体生物信号，作为临床诊断决策依据。

（2）患者通过远程视频、门诊等形式，实现居家患者与医师间的联通交流，进行临床诊疗行为。

（3）患者所需治疗用药通过药品物流供应体系送药上门。

（4）"家庭式医院"与现实医院间的治疗转诊，依托于急救与转运体系。

（5）物联网与大数据提供生理指标、临床诊疗行为电子数据的储存、调用及医疗诊疗规范的应用。

在家即可接受医疗服务，促进个人自觉主动管理健康，随着医疗科技的快速发展，终将成为现实。

（余　波　张　汉）

十二、"掌上医院"改变就医方式

随着移动互联网技术的发展，智能手机在短短几年时间内得到了广泛的普及。遍地开花的移动应用软件丰富了百姓的生活，同时也为日常生活提供了不少便利。

借助移动互联网技术，依托智能终端设备，目前在出行、吃住等方面都实现了极为便捷的服务。在与百姓生活息息相关的医疗卫生方面，"掌上医院"也已悄然渗透。

家住城西的小张，上有二老，下有一小。正值春夏交替之际，气温变化太大，父亲老张又是咳嗽又是发热。老人家吃了三天从药房买的感冒药，一点起色都没有。儿子张小虎刚上幼儿园小班，也感冒了，天天流鼻涕，时不时还嚷着喉咙痛。小张的母亲身子一向不太好，这几天都是她在照顾。每次下班看到两鬓斑白的老母亲在操劳，小张心底都生出一股愧疚感。

这天小张的车子限行，他只好挤公交车回家。车上空闲时间，小张点开一个软件，那是远在日本主持展会的妻子跟他说的一个便民服务软件——掌上医院。

"咦，这里可以预约，还有普通号和专家号选择"，小张两眼放光。他往下一拉，看到既有儿科，也有内科、呼吸科等好多适合自家眼下情况的科室。小张依照指示一步步完成了预约挂号、支付缴费。不一会儿，他的手机就收到了来自医院的短信提示消息，内容显示儿科普通门诊和成人内科专家门诊都已经预约成功。

第二天一早，请了假的小张就驱车带着父亲和儿子前往了医院。"掌上医院"预约挂的号可以在医院的多台自主取号机上取号。他飞快地取了号码，陪着父亲和儿子看了医生。医生告诉他，"掌上医院"不仅可以预约挂号，还可以在线支付医疗费用，支持化验报告检查，提供常见病预防介绍等。

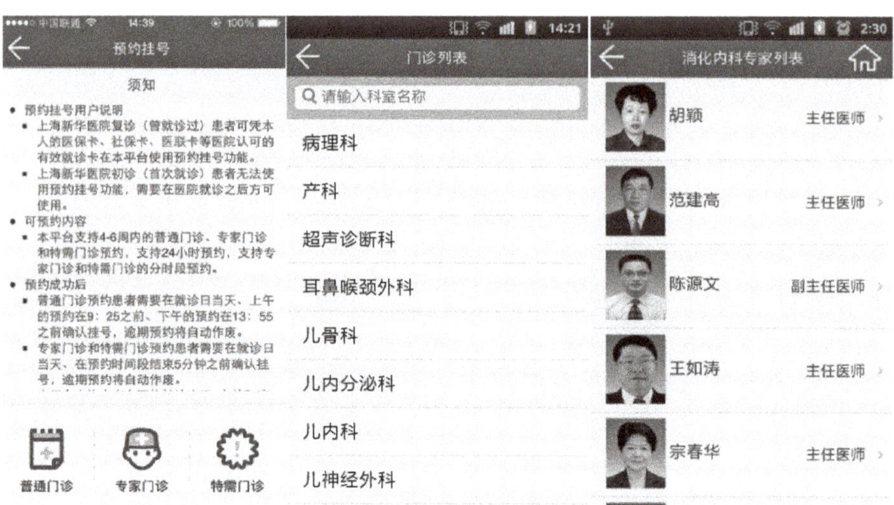

▲掌上医院

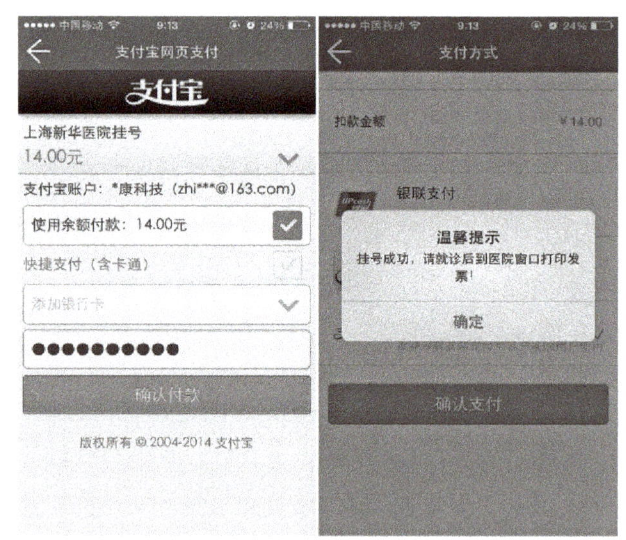

▲支付宝支付

　　"掌上医院"是基于安卓和 iOS 等移动终端系统开发的医疗健康类 APP 应用，可以帮助患者方便地进行预约挂号、实时挂号、实时叫号查询、检查检验报告查询和处方查询，从而改善患者的就医体验、提高患者对医院的医疗服务满意度，同时方便患者就医、提高医院服务质量。

（陈尔真）

十三、与机器人对话，让"她"帮你导诊

"你好，呼吸内科怎么走？"

"请问抽血化验窗口在哪儿？"

"经常头疼应该挂哪一科？"

大型综合性医院的门诊导诊台前，每天异常忙碌。针对患者或其家属关于挂号、候诊、检查、取药及处理等的不停的问询，导诊护士必须不停地、耐心地答复。

随着语音技术的发展和人工智能的兴起，导诊机器人已经出现在一些医院的门诊部。在医院就诊高峰期人满为患的情况下，导诊机器人可以及时响应，指导患者就医、引导分诊，同时向患者介绍医院科室、就医环境、门诊就诊流程和医疗保健知识等。只要靠近"她"打个招呼，"她"就会开口说话。

生活实例

"你叫什么名字？"

"你好，我是导诊机器人晓曼。"

"你是男生还是女生？"

"我当然是女孩子啦，但是我可没有公主病哦。"

"我有点咳嗽，还发烧，怎么办？"

"您可以去呼吸内科。"

"呼吸内科怎么走？"

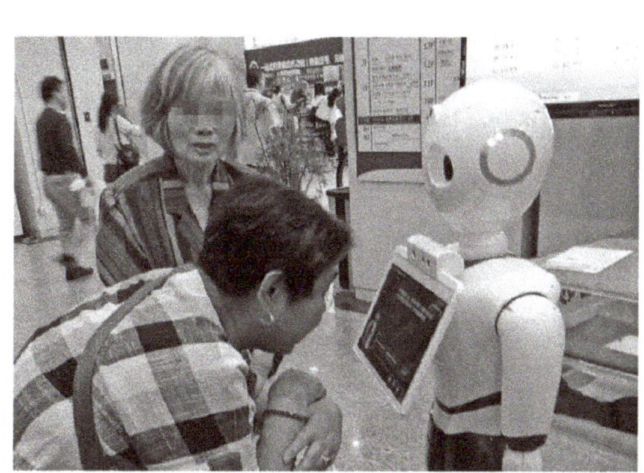

▲ 与机器人对话

"去呼吸内科门诊，请在我的左手边楼梯口上二楼，科室在二楼的位置，请看地图。"

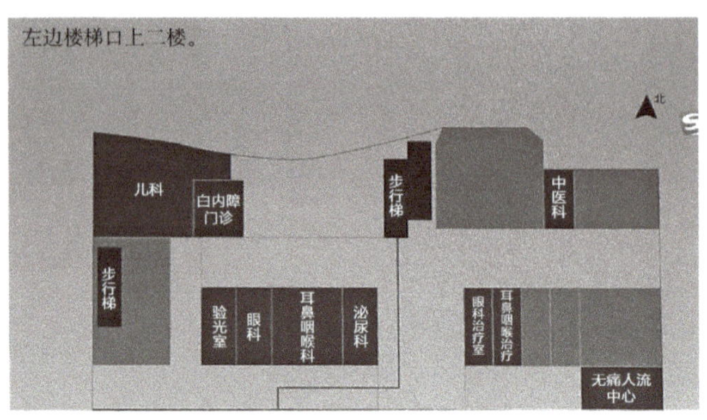

▲机器人屏幕上出现的医院地图

　　智能导诊机器人可以替代导诊护士80％以上的工作量，不知疲惫、态度可亲。"她"具有问询、导航、分诊和咨询上班时间等功能，可以像导医护士一样回答患者的常见提问。当患者说出自己的症状后，"她"可以将患者引导到相应的科室。

　　患者不仅可以点击屏幕查询，还可以直接与"她"进行对话获取信息。导诊机器人借助语音技术能"听"会"说"，借助人工智能可以回答患者就医过程中的绝大部分问题。在和患者进行自然对话和问答的同时，也可以通过触屏进行信息的交互与展示；对于导诊中出现的问题，导诊机器人将收到反馈，并不断自我"学习"，提升智能化导诊水平。

　　随着导诊机器人在医院的逐步广泛使用，相信在未来的医疗服务中将给患者带来更好的服务体验，同时也能极大提升医院的运营效率，更好地配置相关资源为患者服务。

（陈尔真）

十四、在家里方便地实现心电诊断

张大娘在家里感觉胸口疼，拿出儿子送的心电检测仪做常规心电图检查。

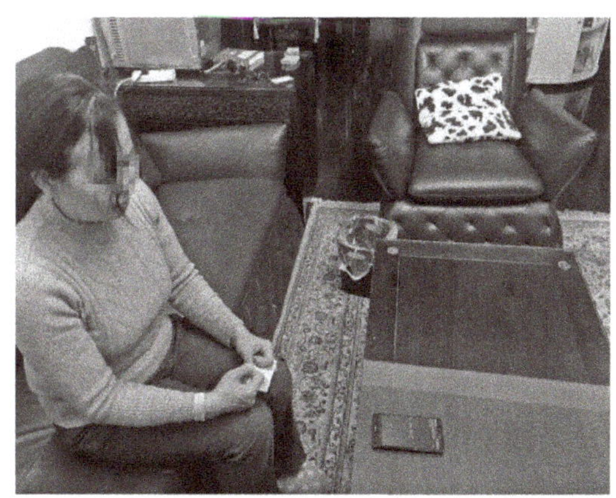

▲患者检测准备

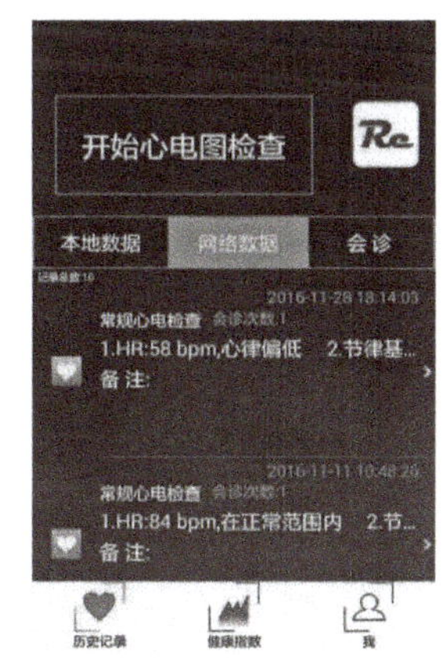

▲心电检测界面

云数据库的初步诊断为红灯，提示"节律不稳定，请与医生联系"。张大娘点了"联系医生"。几分钟后，一份远程心电中心专家的会诊报告就发回了张大娘的手机上。

这就是神奇的智能心电检测仪系统。心电检测仪拥有 280 万人次的有效心电检测数据库做云计算，每年可无限次发送所采集的心电信息至四维云系统，系统自动回复相关的分析报告：绿灯表示正常、红灯表示异常、黄灯表示干扰信号。异常心电可由人工会诊确认，人工会诊由远程心电诊断中心 20 余位资深心电专家提供 24 小时在线诊断。远程心电诊断中心拥有九大危急值管理，当上传的心电信息出现可能的恶性事件,呼叫中心将有专员通过电话和使用者家属联系,以便使用者得到合适的帮助。

智能心电检测仪操作步骤如下。

(1) 安装相应 APP,扫描二维码即可完成安装,目前仅限安卓系统。

(2) 连接注册,打开 APP,打开蓝牙绑定设备。用户使用手机号码注册,使医疗机构在危急情况下能及时联系上患者。自动打开蓝牙,绑定心电诊断仪。

(3) 常规心电检查,基于 280 万人次四维心电云数据库,系统智能分析报告,自动生成报告。

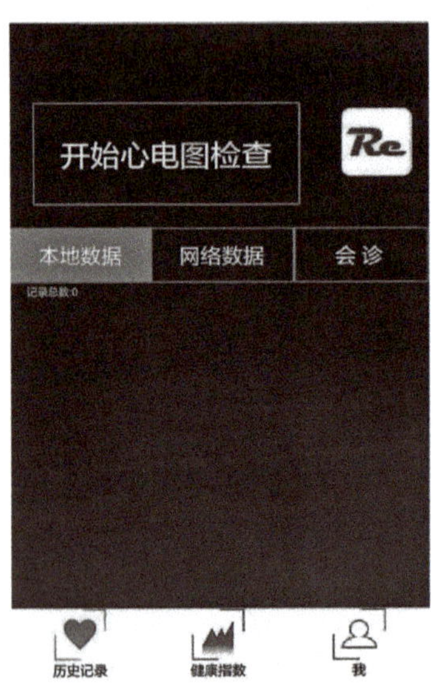

▲测量界面

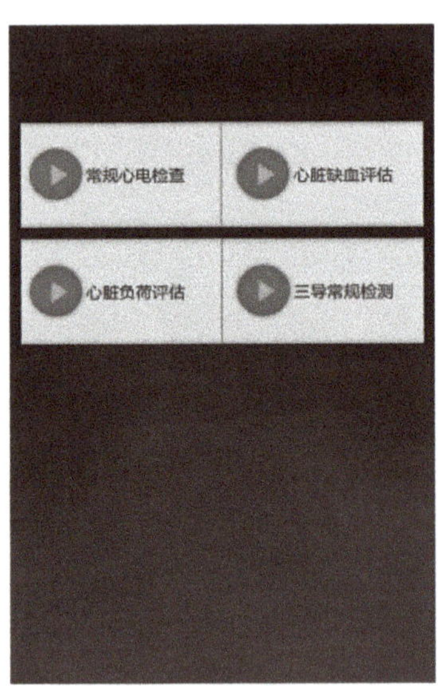

▲选择测量类型

(4) 如常规心电检查显示红色警报,可点击联系医生。通过会诊模式,由远程心电诊断中心专家提供 24 小时在线会诊,并出具相关报告。

现在慢性病的发病人数越来越多。对于有心脑血管疾病(高血压、冠心病、脑卒中等)的慢性病患者来说,家里备一台心电图仪是对自己的一种保障。与传统的设备和检测相比,智能心电检测仪有操作简单、携带方便、诊断专业的特点,不但为全科医生出诊提供便利性,而且为个人用户,尤其是有心脑血管疾病的个人用户提供了保障。

(翁思跃　冯建刚　张　伟　舒　凌)

十五、全科医生的"上海健康云"

　　"上海健康云"由数据资源管理、服务资源管理、应用服务支撑、综合管理及决策支持 4 个子平台和 1 个云知识库构成,对外以健康云居民端 APP、健康云医生端 APP 为应用终端,连接医生和居民的服务。"上海健康云"是怎样辅助医生进行居民健康管理的呢?

　　"上海健康云"医生端 APP 目前设有医疗服务、病历查询、学苑、问答、医学圈、签约居民、个人中心等板块。

　　(1) 针对已经进行签约注册并经过认证的医生。医生可以下载并使用"上海健康云"医生端 APP 产品。登录后,进入"个人中心"可以查看医生本人账户相关的信息内容。包括:医生账户的基本信息、已收藏的话题及相关问答、关注和粉丝信息,以及一些软件基本设置内容,如密码修改、清理缓存、意见反馈等。

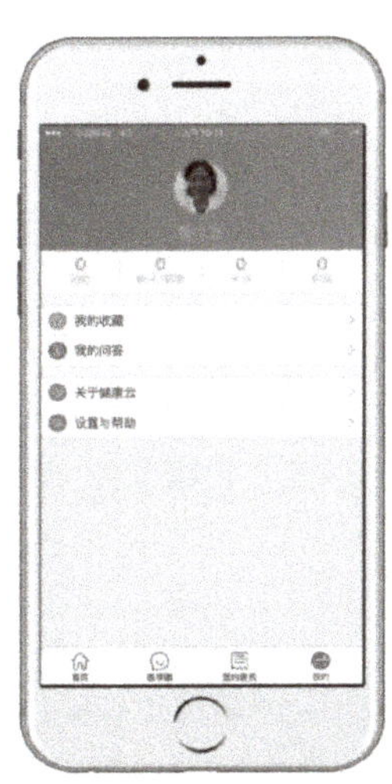

▲个人中心界面(医生端 APP)

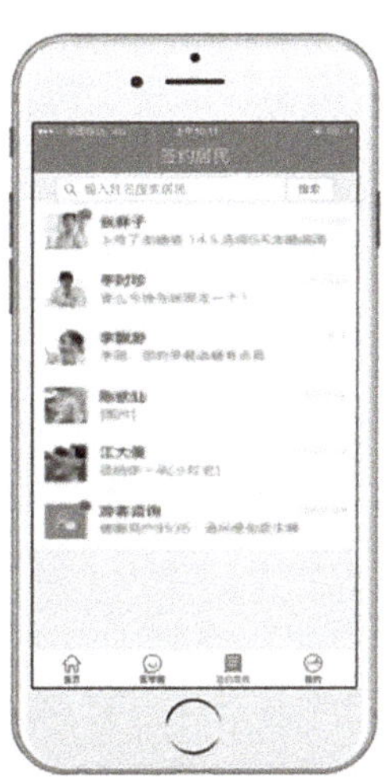

▲签约居民界面(医生端 APP)

　　(2) 针对签约居民的群组管理。社区家庭医生通过医生 APP 可对已签约居民(在"上海健康云"上通过实名认证的用户)进行常规化管理。

　　在医生端 APP 中,进入"签约居民"可以看到已签约居民列表,医生可以查看签约居民的健康档案、详细信息、近期体征检测数据和用户留言等，了解用户健康状况；并根据签约居民当前健康状况，及时采取有效措施对居民进行干预。并可对签约居民进行群组管理，根据用户健康状态，新建单个或群组聊天功能，与签约居民进行在线交流，随时随地解答患者疑问。

（3）查看居民的医疗请求。医生通过医生端 APP 的医疗服务申请进行查看，软件提醒医生完成相应的医疗服务内容。

进入"医疗服务"，医生可随时随地查看居民申请的医疗服务情况，并为行动不便的居民在申请时间内直接上门进行注射、口腔护理、导尿、擦身、吸氧等护理操作。

（4）医生为患者建立在线病历档案。进入"病历查询"，医生根据用户就诊情况，为用户建立在线病历档案，随时随地查看用户病例，实时了解用户健康状况。

医生可在用户就诊时或结束就诊后，记录用户姓名、性别、出生日期、电话和就诊卡号等基本信息，并将用户就诊原因、身体状况等具体信息进行记录。在用户下次进行就诊时或在线咨询时，医生可在搜索框中对用户名字进行检索，随时随地翻阅用户病例，了解用户治疗动态，并提出合理治疗方案和建议。

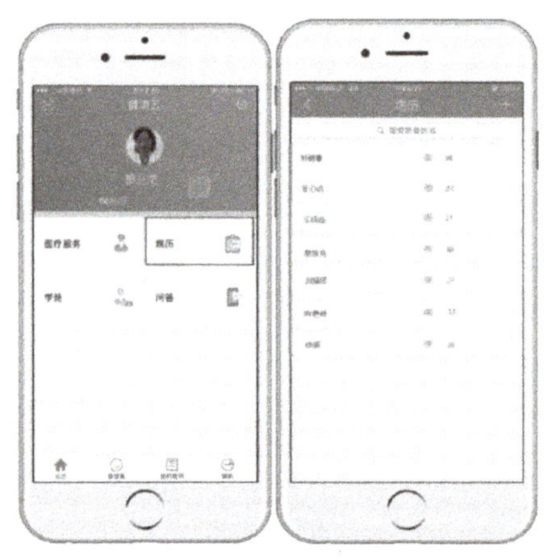

▲病历查询界面和详情页（医生端 APP）

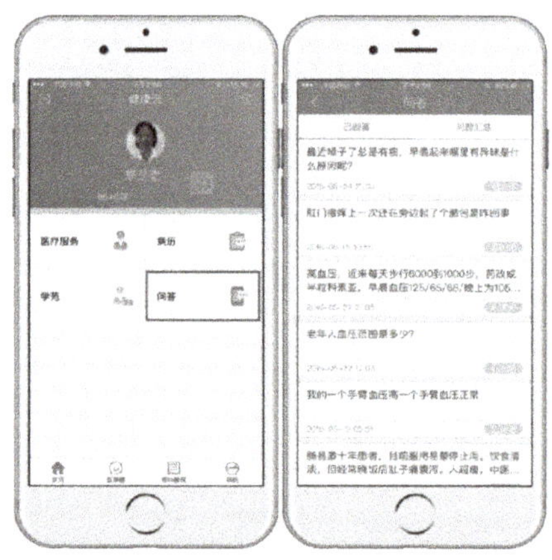

▲问答界面和详情页（医生端 APP）

（5）针对医生的新闻资讯。进入"学苑"，医生可随时随地查看 APP 展示分享的医学文章和医学新闻资讯，了解医学界最新动态，并对文章进行收藏或分享至微信、微博等媒体渠道，使更多人了解医学知识。

（6）医患沟通频道。进入"问答"，医生可针对性地对用户提出的问题进行解答，帮助居民端 APP 用户更好地了解医学或相关疾病知识，协助居民端 APP

用户及时掌握自身身体状况，进行健康干预；并可查看自己所有已回答问题，追踪了解居民端 APP 用户的身体健康状况。

（7）医-医沟通频道。进入"医学圈"，医生可查看"医学圈"中由其他医生发表、分享的学术文章、医学链接等，与所有医生进行互动交流，使医生之间建立紧密的沟通联系；医生可实时创建并分享个人心得体会及一些学术知识或病例情况，与其他医生进行在线知识分享和互动。

"上海健康云"医生端 APP 产品旨在将诊治医生与慢性病用户紧密相连，更好地服务于慢性病用户。借助"上海健康云"医生端 APP 特有的功能，每个诊治医生能随时随地了解慢性病用户病情，让每个医生能为慢性病用户提供更精细化治疗。

（翁思跃　余伟晟　舒　凌）

十六、"魔镜"里的全程家庭智能健康监测

　　陈先生一家刚入住新房，新房配备了一面有"魔法"的镜子——智能家居系统及智慧医疗系统（家居显示屏），更有蓝牙血压计、蓝牙血糖仪、蓝牙体重秤等物联网设备。系统的家庭医生可以通过智能家居产品为陈先生一家建立健康档案、制订测量计划，根据实际情况进行定期体征测量。测量的数据会由系统进行分析，并给出体征趋势图、风险度评估，推送匹配的健康资讯，并根据体征数据引导客户进行预约挂号。

　　在这种智慧家居中，用户激活智慧家居显示屏（"魔镜"），可以获得"健康管理"项内容：健康记录、身体测量、健康计划、预约挂号、留言等，以及一些"基本功能"项内容：日程、天气、新闻、视频、计算器等。操作步骤如下。

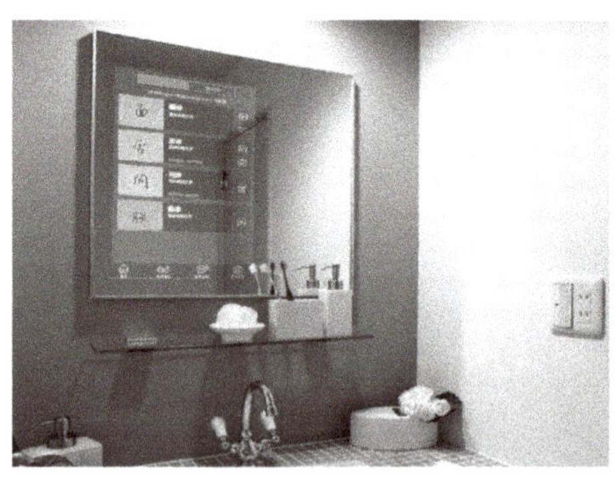

▲"魔镜"智能家居场景

　　（1）每位家庭成员点选自己的头像后，可调阅自己的健康计划，从而获取平台推送的健康资讯，如饮食建议、生活建议等。

　　（2）每位家庭成员可根据监测计划，通过物联网终端设备（蓝牙血压计、蓝牙血糖仪、蓝牙体重秤等）进行体征测量，相应的测量指标以直观的方式进行展现。

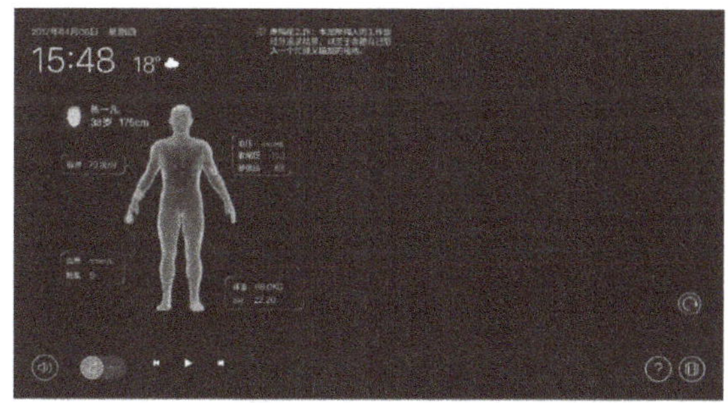

▲显示体征测量数据

（3）在数据展示界面上，可按周、月查询测量指标（体重、血糖、血压）历史记录，同时系统根据测量数据进行分析，给出相应的风险评估结果，并展示出来。

（4）如果有异常，可以点击"进入在线就诊"来连线线上医生，进行音频和视频咨询。连线医生可以根据客户需求引导客户进行预约挂号，如医院/科室导诊、医生/就诊时间选择等。预约成功后，会反馈相应信息供用户确认。

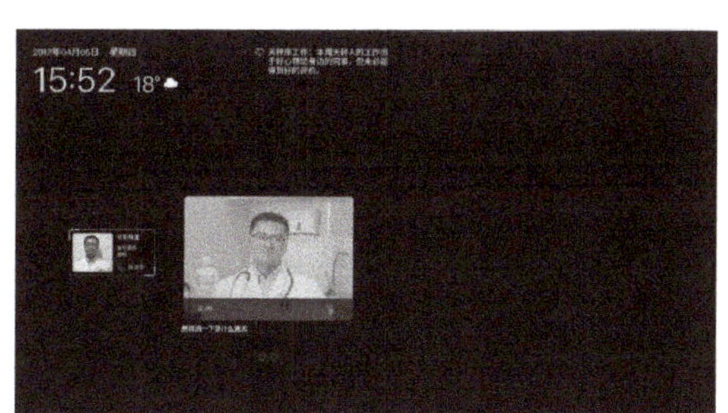

▲连线医生在线咨询

随着科技的发展，我们的世界变得越来越智能，智能家居也在不断走进我们的世界。物联网和人工智能的结合将越来越方便我们的生活，一面"镜子"就可以实现这么多功能，让居民在家中也能与医生互动、管理自身的健康。

（翁思跃　余伟晟　舒　凌）

十七、医联工程的智能提醒工作优化患者信息共享

上海医联工程，是全国首个三级医院区域医疗信息共享和服务协同系统。提供以患者为中心的诊疗档案信息整合，截至 2017 年 3 月，医联数据中心已经采集海量临床诊疗数据。

上海市居民顾女士由于家族遗传原因，长期患有原发性高胆固醇血症。平日里，她通过饮食管理来控制病情的发作。但近期由于高强度加班，作息不规律，导致病情再次发作。张女士来到医院就诊，医生根据病情开出氟伐他汀（来适可）胶囊的处方。

当医生将医嘱信息输入电脑时，系统提示"该患者不适用此药"。该警告提示来自上海医联工程系统，而不是当前医院的信息系统。原来，上月顾女士在另一家医院进行单位体检时发现患有乙肝，现属于肝功能不全患者，药品知识库提示"氟伐他汀慎用于肝病患者和大量饮酒者"。

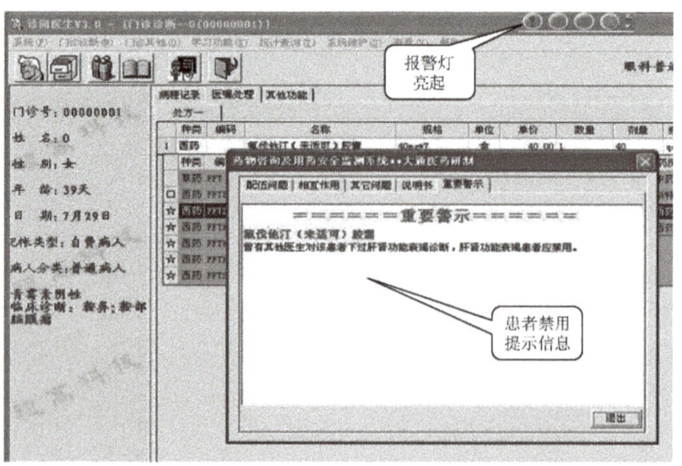

▲医联工程系统"药品知识库"医生端提示

　　上海医联工程通过医疗信息资源的整合进一步提升了医疗质量，实现了将院内使用的合理用药系统提升至区域治疗案例警示系统。首创了当前用药与患者既往病史之间的用药禁忌关系的判断功能，智能提示医生进行重复用药检查，现每日下推特征数据 4.2 万人次，提示约 4 000 人次。

　　未来，上海医联工程将基于通过对现有大数据的分析，采用人工智能辅助诊疗，根据病种总结有效的治疗方案。在此基础上，结合患者的特征，为患者寻找类似的病例，并推荐合适的治疗方案。通过推荐治疗方案，来实现临床辅助诊疗。

（翁思跃　符　鸣　舒　凌）

十八、使用"上海健康云"实现糖尿病管理

上海市静安区南京西路街道一家企业的张先生，在一次社区活动中下载了"上海健康云"居民端APP。根据引导，他在监测点测量血糖，发现有异常情况。通过进一步筛查，张先生被确诊为2型糖尿病。

张先生了解到"上海健康云"平台可为职业人群提供方便的慢性病管理服务，于是签约了社区的家庭医生，并纳入"社区慢病规范化管理服务"内。他与家庭医生进行了在线交流，设置了对慢性病进行自我管理的定时提醒，家庭医生还为其提供分级转诊等一系列的服务。

张先生对"上海健康云"平台提供的线上服务非常认可，现在还通过"亲情账户"功能，将自己的父母也注册为"健康云"用户，以便随时了解父母的健康情况。

在上海这样一个逐步步入老龄化的城市，有着千千万万个张先生这样的职业人群和他们年迈的父母，"上海健康云"也正在逐步将服务提供给这些人群。

那么如何通过"上海健康云"实现糖尿病的自我管理呢？

（1）下载和联通。居民可在应用市场下载：前往"苹果"应用市场"APP Store"或各大安卓（Android）市场，搜索关键字"上海健康云"，便可轻松下载。也可由医生邀请下载：为方便居民在线体验"家庭医生"的服务，已和社区卫生服务中心签订"家庭医生"协议的居民，可从家庭医生处获得"上海健康云"医生邀请码。用户通过医生邀请码一次性实现产品下载、注册、实名制认证、上线家庭医生关系绑定等功能。

（2）实名认证。用户在完成"注册"或使用QQ、微信、微博等第三方账户联合登录后，可享受"上海健康云"为您带来的便民服务。为保证用户的个人隐私不被侵害，"上海健康云"对部分功能提出需要完成实名制认证的要求。选择一

个认证通道，通过上传真实的身份信息和照片，系统将在 24 小时内对个人信息审核无误的用户开通"实名制认证"标签。开通实名制认证后，可使用的功能有：健康档案、糖尿病管理、家庭医生等。

（3）查看信息。"上海健康云"平台，是通过患者的日常自检、系统平台的智能预警和提醒、医护人员的主动干预而形成的全方位、一体化的健康辅助系统。打开"首页"，可以首先看到关于自己和家人的健康信息提醒内容。并可通过点击"快速入口"，查看自己的健康档案信息，对自己进行智能体征测量，并可进行在线咨询沟通。

（4）档案管理。以糖尿病用户为例，打开"糖尿病管理"，可以查看近期自身的糖尿病相关信息内容，以及控制目标建议。

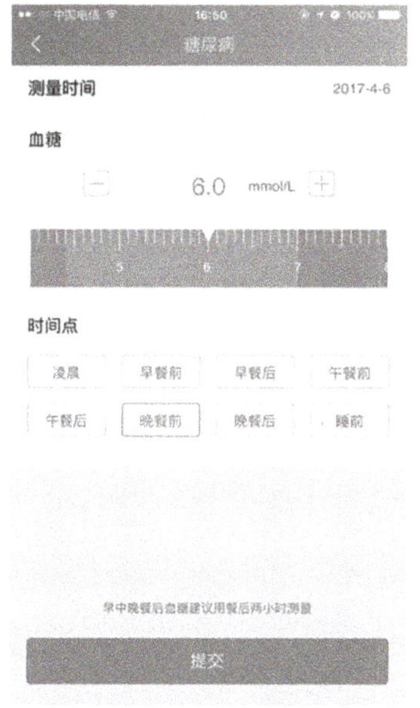

▲血糖自我检测录入

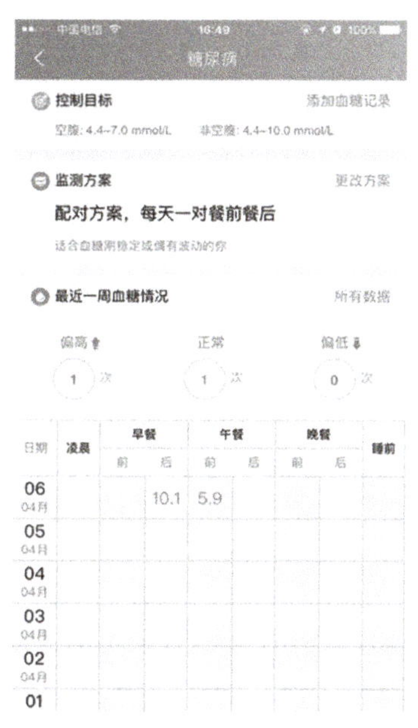

▲血糖历史和智能配对方案建议

点击进入"血糖历史"，可以查看和管理自己所有的测量记录，掌握血糖趋势。

点击进入"监测方案"，可以设置自己的血糖监测方案，并在对应的时间提醒用户测量血糖，掌握自己的控制情况。

点击进入"医生建议"，可以查看医生所反馈的异常血糖记录干预建议和健康咨询建议。

点击进入"报告查看"，可查看用户自己的筛查报告、检查报告及随访报告。

　　点击进入"随访计划"，后续医生可以在自己的工作站上设置每一个管理对象的定期随访计划。

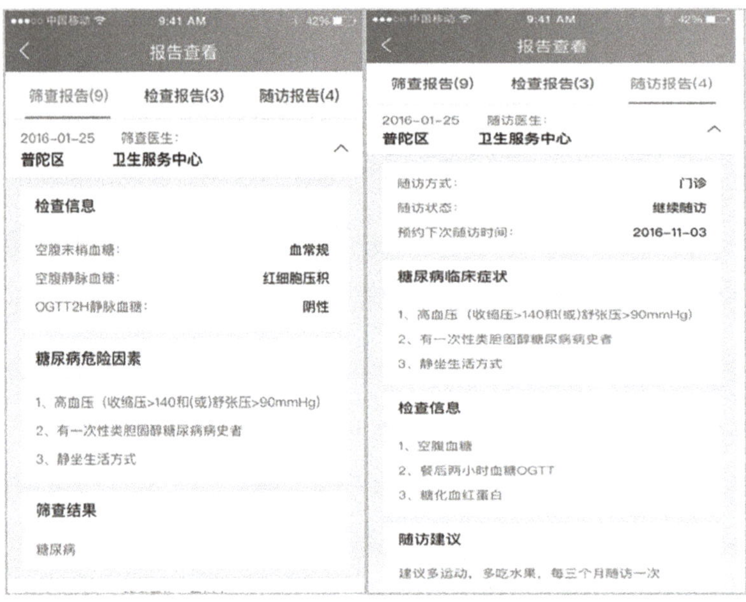

▲报告查看界面

　　这就是"上海健康云"所提供的糖尿病自我管理服务，通过患者的自我管理和与医生的线上互动，实现糖尿病患者的规范管理，避免并发症的发生，提升患者生活质量，降低医疗费用。

（翁思跃　潘　铮　舒　凌）

十九、面向网上预约应用的智能科室推荐系统

本应用旨在提高目前预约挂号中的效率，通过疾病知识库以及智能推荐算法，在预约阶段即对患者提供就医建议。

居民顾先生今年 34 岁，平时身体比较硬朗，但最近一直咳嗽、发热，又有腹泻。他想去医院看看，可症状比较多，也不知道该看什么科室。因此，顾先生打开了科室推荐系统。

顾先生输入了"咳嗽、流鼻涕、发热、乏力、胸闷、腹泻"等症状，由于其 34 岁，不属于"儿童/老人"，因此在年龄项选择了"其他"。系统根据识别结果，给出了推荐的科室。

▲网上预约智能科室推荐系统

顾先生所输入的主诉中包含了多个症状词，系统首先基于知识库与自然语言处理方法，自动识别了这些症状。然后，使用基于图的概率算法，计算该症状对应的疾病与科室。最后得到了三个科室：呼吸内科、中医科和心血管内科。三者概率不同，而三者中呼吸内科概率最高，因此顾先生优先选择了呼吸内科进行挂号。

生活实例

　　王先生今年 72 岁，一直患有糖尿病，最近有时会胸闷乏力。为保险起见，他决定去医院看一看。王先生在推荐系统内输入了主诉"我有糖尿病，有时会胸闷、乏力"，系统给出了建议。参考了系统的推荐，王先生选择了去住家附近医院的老年科就诊。

▲ 系统给王先生的建议

生活实例

　　李女士素来有痛经，最近有些月经不调，还伴有发热、恶心、头痛的症状。她在系统内输入"平素有痛经，最近月经不调，还有发烧，头很痛，偶尔还有恶心"，系统给出了推荐。李女士结合最近的生活情况，最后去了妇科挂号就诊。

▲ 系统给李女士的建议

　　当然，我们看到的这些实例只是简单列举其工作机制。实际运行时，该系统因为是基于"症状—疾病—科室"知识库内容，随着知识库的丰富，准确性也会不断提高。随着人工智能技术的发展，自然语言处理技术和基于图的人工智能算法也将不断优化。在症状与科室的关联概率不断提高的同时，系统也将朝着更加人性化的方向发展。

（翁思跃　阮　彤　舒　凌）